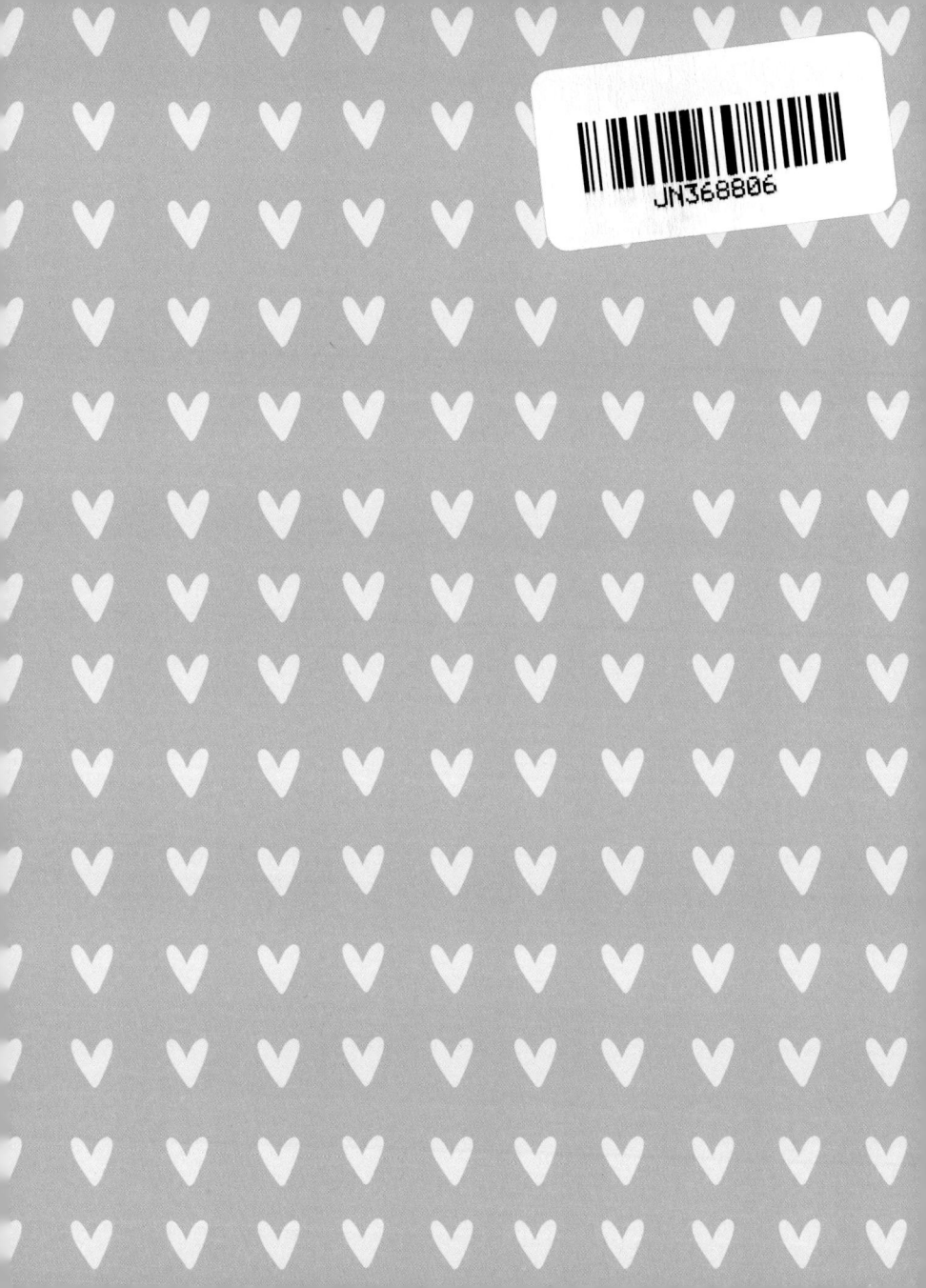

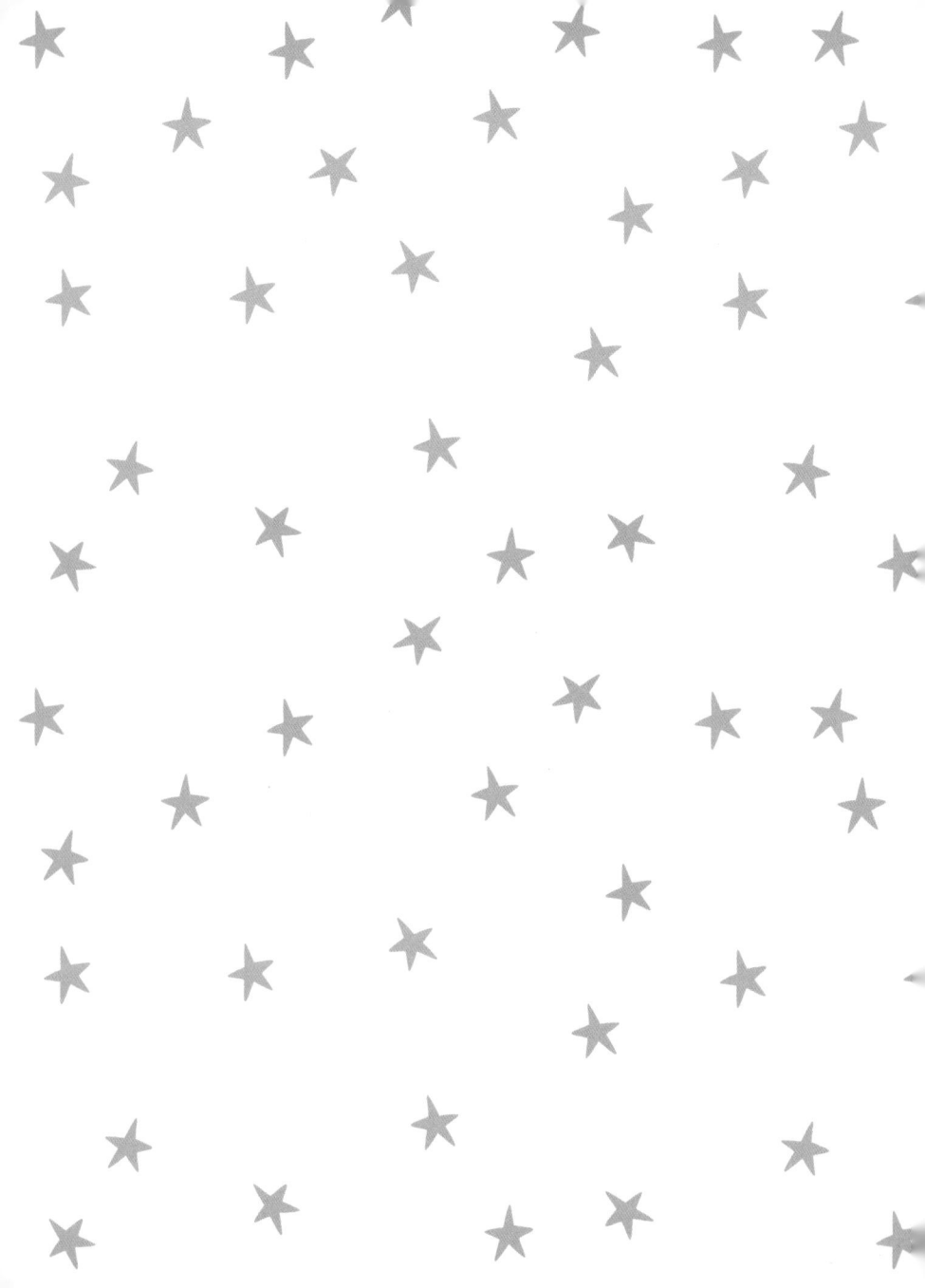

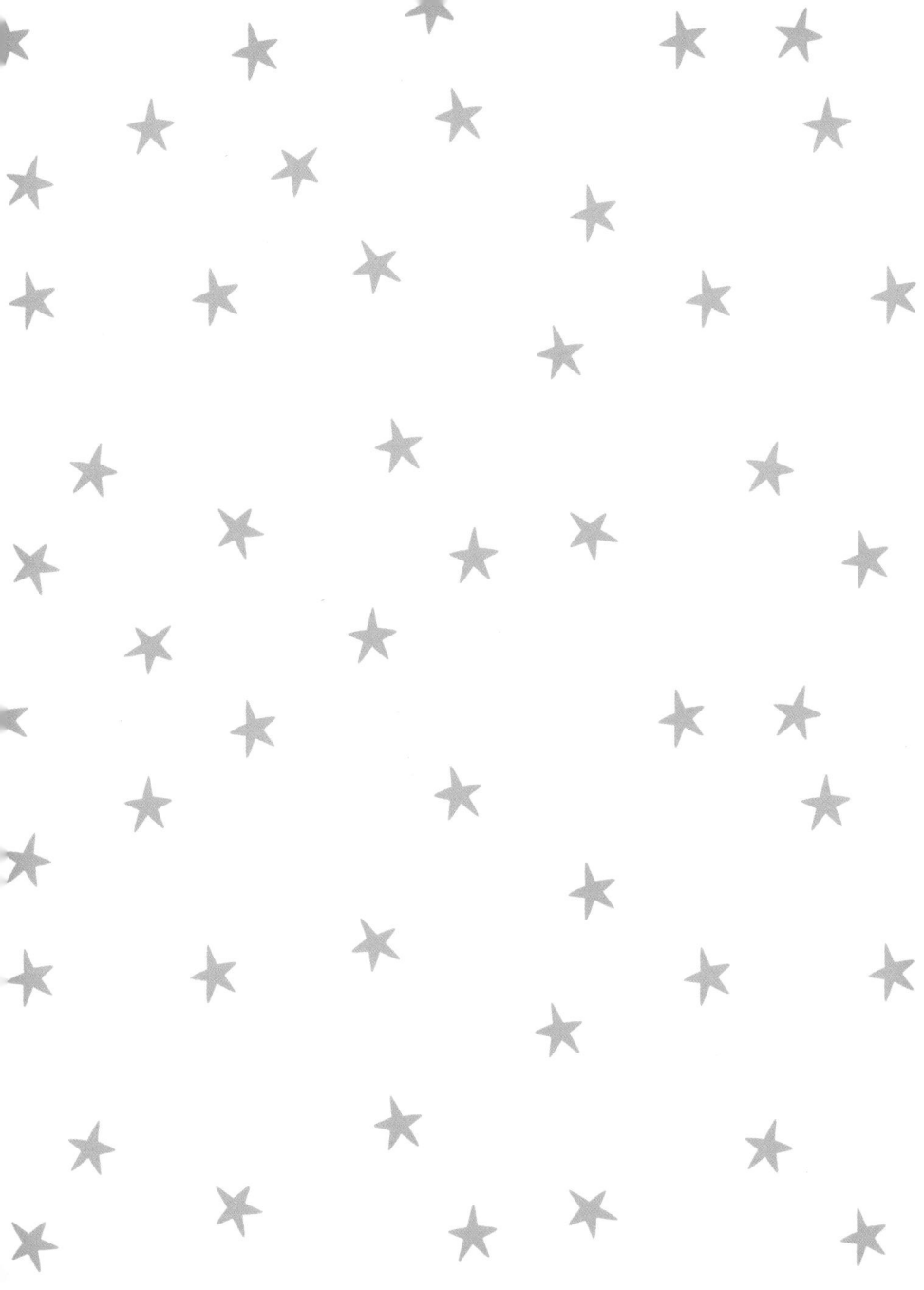

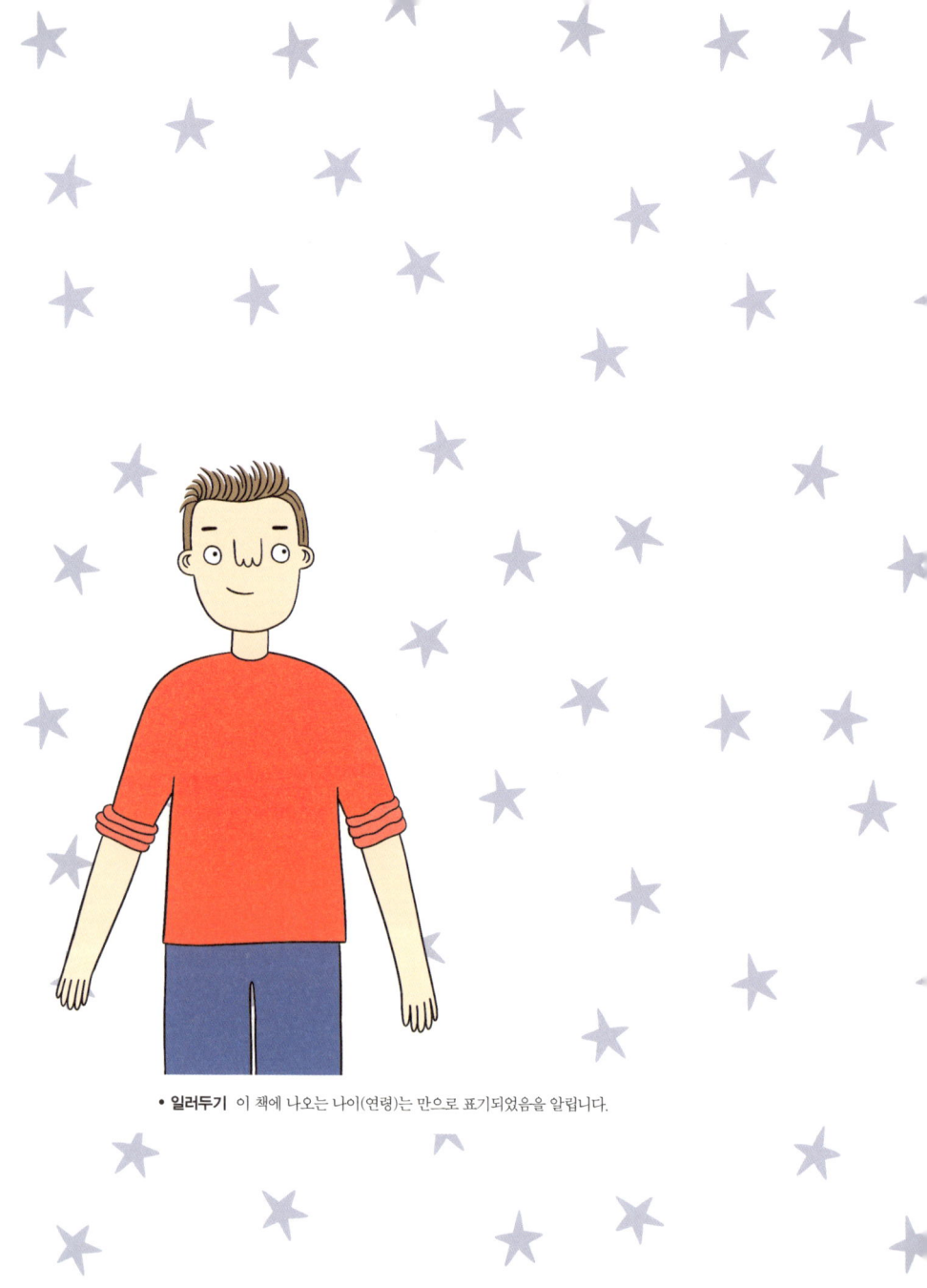

• **일러두기** 이 책에 나오는 나이(연령)는 만으로 표기되었음을 알립니다.

동의가 서툰
너에게

Original Title: Welcome To Consent!
Text copyright © 2021 Yumi Stynes & Dr Melissa Kang
Illustrations copyright © 2021 Jenny Latham
Series design copyright © 2021 Hardie Grant Children's Publishing
First published in Australia by Hardie Grant Children's Publishing
All rights reserved including the rights of reproduction in whole or in part in any form.
Korean translation copyright © 2021 Dasan Books
Korean translation rights are arranged with Hardie Grant Children's Publishing PTY. LTD.
through AMO Agency.

이 책의 한국어판 저작권은 AMO에이전시를 통해 저작권자와 독점 계약한 (주)다산북스에 있습니다.
저작권법에 의해 한국 내에서 보호를 받는 저작물이므로 무단 전재와 무단 복제를 금합니다.

소녀와 소년을 위한
내 몸과 맘의 주인이 되는 법

동의가 서툰 너에게

유미 스타인스 · 멜리사 캉 글 — 제니 래섬 그림 — 이정희 옮김

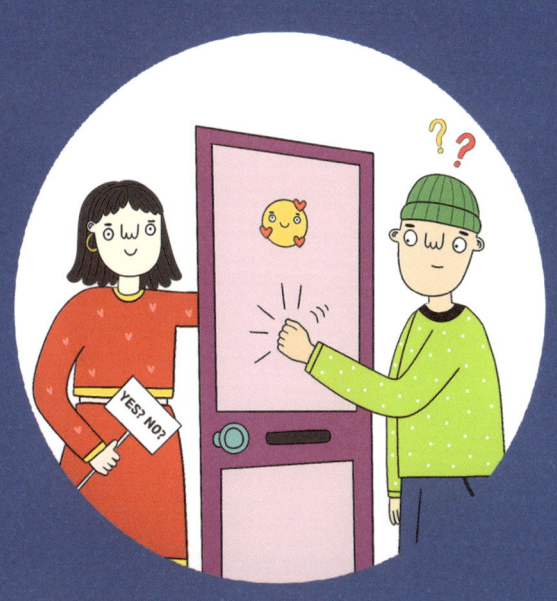

다산
어린이

동의란 무엇일까?

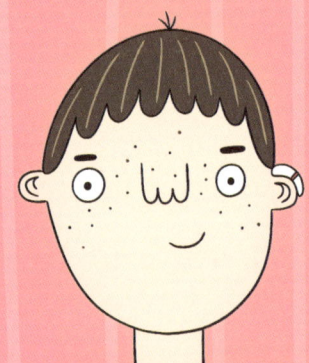

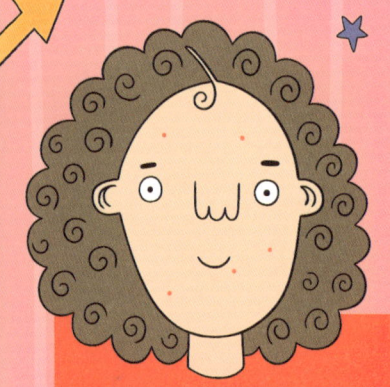

어서 와!
만나서
반가워!

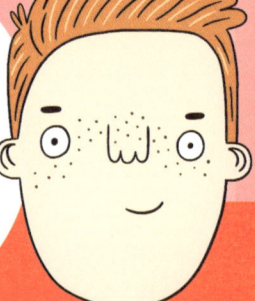

그거 알아? '동의'는
우리 모두가 알아야 하는
개념이야. 일상에서
생기는 수많은 상황 속에서
반드시 필요하거든.

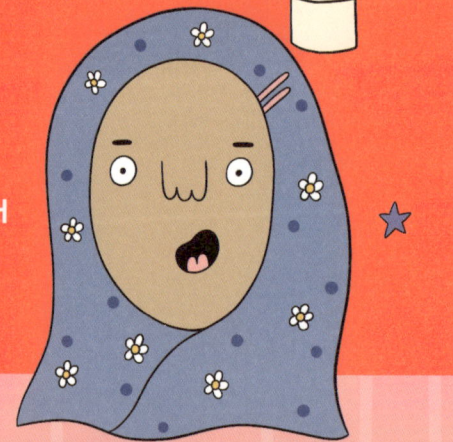

동의란 '무언가를 하기 전, 사람들 간에 이루어지는 합의 또는 허락' 같은 거야. 사람들은 흔히 누군가와 육체적으로 가까워지고 싶을 때 동의가 필요하다고 생각하는데, 동의는 그보다 훨씬 더 다양한 상황에서 쓰이고 있어.

　　예를 들어 머리를 자르러 미용실에 갔을 때, 병원에서 의사가 혈압을 재려고 할 때, 친구와 손을 잡을 때, 어린아이를 안을 때도 동의가 필요하지. 그리고 '좋아. 해도 돼.' 혹은 '싫어. 그러지 마.' 이런 식의 말로 전달되지 않을 때도 많아. 명확한 대답이 아닌 몸짓으로 표현되는 의미를 파악해야 할 때도 있고, 어림잡아 헤아려야 할 때도 있지.

　　동의를 한다는 것은 어떤 문제에 대해서 네가 괜찮은지, 혹은 괜찮지 않은지를 제대로 아는 거야. 그리고 자신감을 가지고 상대에게 표현할 수 있어야 해. 언제 어디서든, 누군가 네게 어떤 것을 요청할 때 넌 '좋아' 혹은 '싫어'라고 말할 수 있는 권리가 있어. 그리고 그건 네가 다른 사람을 대할 때도 마찬가지야. 어떤 문제든 그들의 동의를 구하고, 어떤 대답을 하는지 귀 기울이고, 그 대답을 존중해야만 해.

　　어쩌면 이런 생각을 할지도 몰라. '동의? 좋으면 좋다, 싫으면 싫다, 이런 거잖아!' 물론 그렇게 간단할 때도 있지만, 그렇지 않을 때도 많아. 너를 헷갈리게 만들 수많은 요소들이 곳곳에 숨어 있거든. 미숙함, 욕구, 권력관계, 부족한 의사소통 능력, 수줍음, 창피함… 심지어 사춘기조차도 방해가 될 수 있어. 꽤 복잡하지?

그래서 우리는 어떤 것들이 '동의'에 어떻게 영향을 미치는지 쉽게 풀어낸 책을 쓰기로 했어. 네가 자신감을 가지고 멋진 어른으로 성장할 수 있도록 돕고 싶거든.

    이 책은 일상에서 동의가 어떻게 이루어지는지에 초점을 맞추고 있지만, 뒷부분에서는 스킨십 같은 민감한 주제들에 대해서도 다루고 있어. 아직은 그런 이야기에 별 흥미가 없을지도 몰라. 물론 그렇다고 해도 전혀 상관없어. 아니면 너무 궁금해서 당장 펼쳐보고 싶을지도 몰라. 우리도 그랬거든. 어쨌거나 이 책은 네가 **준비될 때까지** 기다리고 있으니, 네가 필요하다고 느낄 때면 언제든지 펼쳐 봐.

    물론 책 한 권으로 모든 걸 완벽하게 끝낼 수는 없어. 세상에는 네가 예상하지 못할 일들도 많고, 항상 예의 바른 사람들만 만날 수 있는 것도 아니니까. 하지만 이 책은 네가 안전하게 성장할 수 있도록 도움을 줄 거야. 네 몸의 주인은 너야. 그리고 제대로 된 주인이 되려면 사용 설명서가 필요하지. (이 책이 바로 그 설명서야!)

    그래서 대체 '동의'를 어떻게 한다는 건지, 궁금하지? 걱정하지 마. 우리가 이 새로운 언어를 이해할 수 있도록 도와주고, 새로운 소통 방법도 알려 줄 테니까. '좋아!'와 '싫어!' 사이에 있는 복잡하고 다양한 표현은 말할 것도 없지. 그럼 뭐부터 시작하면 좋을까? 그래, 티셔츠가 좋겠다!

시작해 볼까?

유미 & 멜리사 박사

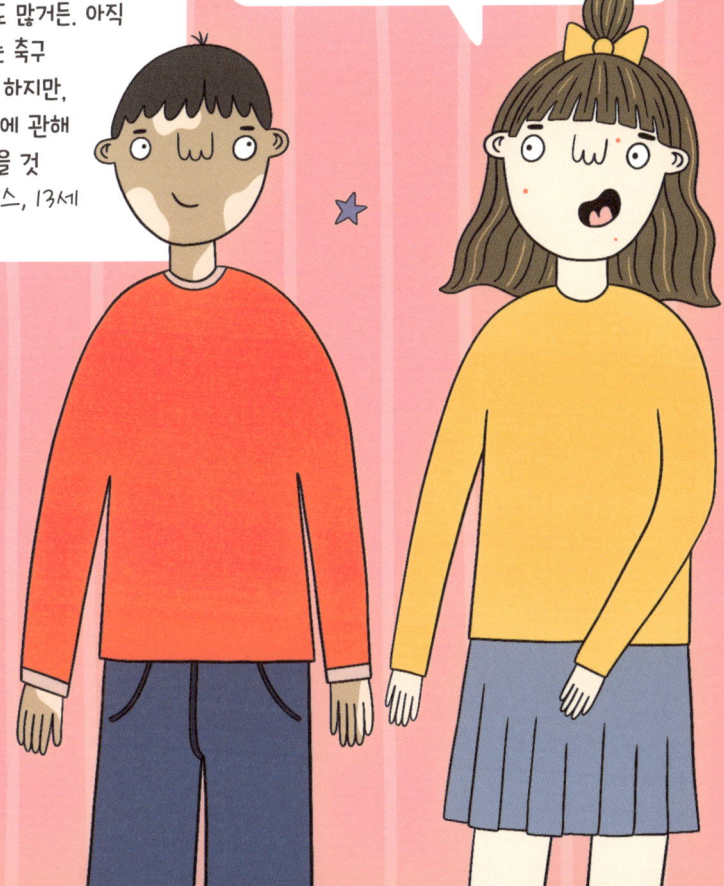

차례

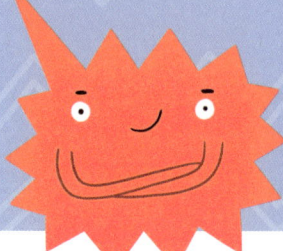

동의의 기본 원칙	10
묻고 답하기: 동의가 멋진 이유	14
동의를 말하는 게 왜 어려운 거야?	16
동의를 주고받는 최고의 방법은?	22
'좋아!'를 나타내는 신호들	27
'싫어!'를 나타내는 신호들	32
싫다고 말하는 게 왜 어려운 거야?	35
주문을 외워 보자: 넌 물었고, 난 대답했어!	38
내 맘을 나도 잘 모르겠어!	39
마음을 바꿔도 될까?	42
모든 걸 바꾸는 사춘기	46
내 몸의 주인은 나야. 근데 왜 사람들이 이래라저래라 하지?	53
사춘기, 신체 결정권 그리고 신체 접촉	62
불평등한 대우	66
다른 문화, 다른 의미	70
경계는 어떻게 설정할까?	72

이유 말하기, 혹은 말하지 않기!	78
자기 인식 = 행동하기 전 감정+생각	80
동의: 안전하다고 느끼는 것	88
내가 정하는 프라이버시	96
권력이 동의에 미치는 영향	104
동의 챌린지, 친구편	114
동의 챌린지, 어른편	122

네가 준비되었다면!

사랑에 빠지기 그리고 키스하기	136
성적 흥분	144
즐거움을 찾는 건 당연해	161
돌리 닥터의 편지	164
사귀는 사이, 그리고 동의	174
순간의 감정 존중하기	180
동의 챌린지	182
나쁜 어른 고발하기	198
싸우거나, 도망가거나, 얼어붙거나, 친해지거나!	200
갑자기 이상한 느낌이 들 때	203
도움이 필요하다면	209
나만의 친구 찾기	214
용어 설명	216
긴급 상황 시 나를 도와줄 모든 것	218
이 책을 읽은 너에게	220

동의의 기본 원칙

동의는 어떤 일에 대해 사람들끼리 허락을 구하거나 합의하는 일이야. 어쩌면 아주 간단한 일이지.
"내 티셔츠 빌려 가도 좋아!" 만약 네가 친구한테 이렇게 말했다고 치자. 친구가 티셔츠를 빌려 달라고 했고, 넌 그걸 허락했어. 어때? 별로 복잡하지 않지? 그런데 만약 이런 상황이라면 어떨까? 친구가 네 티셔츠를 입고 진흙투성이가 될 게 뻔한 머드 축제에 간다는 걸 나중에 알게 된 거야. 또 이런 경우는 어떨까? 동생에게 티셔츠를 빌려준 적이 있는데, 그 뒤로 동생이 묻지도 않고 당연한 듯이 계속 티셔츠를 가져가는 거야. 또 티셔츠를 빌려 달라고 하는 사람이 친구가 아니라 **선생님**일 수도 있어.

동의는 단순히 '좋아'나 '싫어'라고 말하는 것 말고도 알아야 할 것이 많아. 알아 두면 좋을 동의에 대한 기본 원칙을 알려 줄게.

동의는 표현되어야 해

상대방이 네 뜻을 알 수 있도록 표현하는 게 중요해. '내 티셔츠를 빌려 가도 좋아!' 이렇게 소리 내어 말하는 게 가장 좋겠지. 물론 말하는 것 말고도 네가 원하는 것을 표현할 수 있는 여러 가지 방법이 있어.

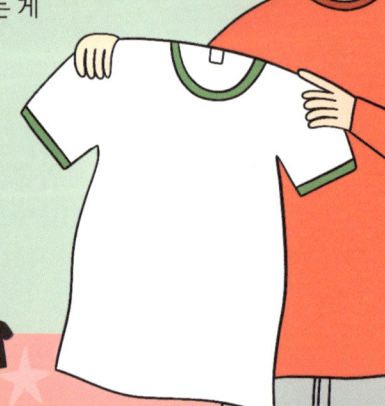

동의는 구체적이어야 해

동의를 할 때는 네가 정확히 무엇에 동의하는지 알아야 해. '내일 내 티셔츠 빌려 가도 좋아.' 이 말은 티셔츠를 영원히 빌려준다는 뜻이 아니잖아. 만약 친구가 머드 축제에 간다는 사실을 몰랐다면, 너는 충분한 정보를 가지고 동의를 한 게 아니야. 또 티셔츠를 빌려주겠다는 말이, 네가 아끼는 반바지도 같이 빌려주겠다는 의미가 될 수는 없어. 네가 반바지에 대해서 '구체적으로' 이야기하기 전까지는 말이야!

동의는 바뀔 수 있어

동의를 하고 나서 갑자기 마음을 바꿔도 돼! 왜 생각이 달라졌는지는 중요하지 않아. 이유가 없을 수도 있고, 새로운 정보를 얻게 되었을 수도 있지. 네 친구가 그 티셔츠를 입고 진흙탕을 구르게 될 거라는 사실을 알았다거나, 빌려준 티셔츠를 친구가 함부로 다루는 걸 봤다거나. 또 네가 티셔츠를 빌려준 적이 있다고 해서, 앞으로도 쭉 그래야 한다는 건 절대 아니야.

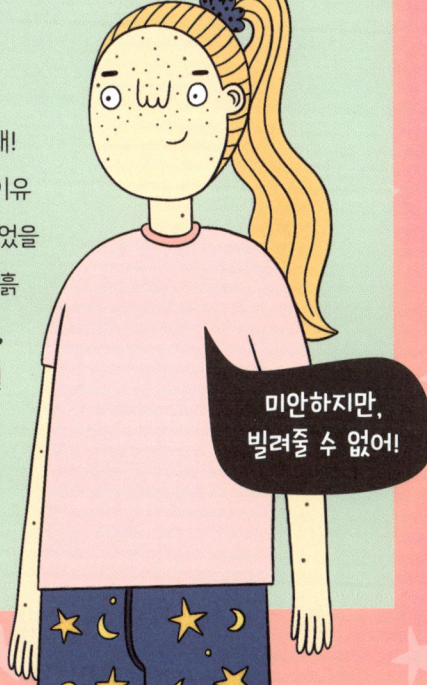

미안하지만, 빌려줄 수 없어!

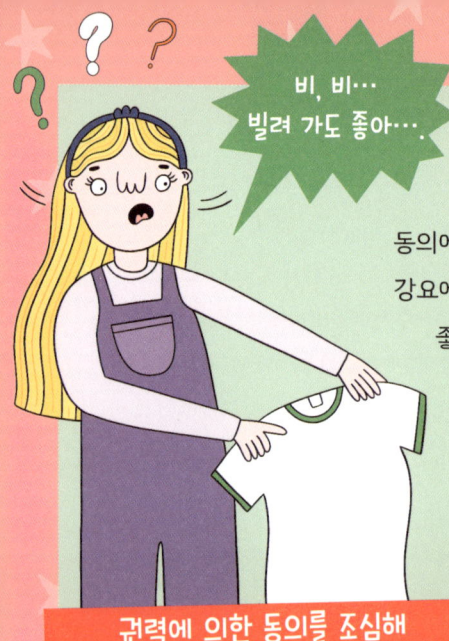

비, 비…
빌려 가도 좋아….

동의는 거리낌이 없어야 해

동의에 대답할 때는 편안하고 기분이 좋아야 해. 강요에 의해 억지로 동의하는 상황이라면 기분이 좋을 수가 없겠지? 비몽사몽간에 동의를 해서도 안 돼. 만약 네가 티셔츠를 끌어안은 채, 아주 작은 목소리로 '빌려 가도 좋아….'라고 말하면서 고개를 흔들고 있다면 그건 제대로 된 동의가 아니야.

권력에 의한 동의를 조심해

이 주제는 104쪽에서 더 자세히 다룰 거야. 가끔 네 티셔츠를 빌려 가려는 사람이 선생님이나 의사, 경찰처럼 너보다 지위가 높고 통제할 수 있는 권한이 많은 사람이라면 솔직하게 답하기가 어려울 수도 있어. 또 너희 반에서 인기가 가장 많은 아이가 빌려 달라고 할 때도 마찬가지지.

그런 사람들이 자신의 지위 때문에 너의 진정한 동의를 얻어 내기 힘들다는 걸 먼저 알아주면 좋겠지만, 그렇지 않을 때도 많아. 그러니 이런 상황에서 넌 너와 네 티셔츠를 지키는 방법을 알아야겠지!

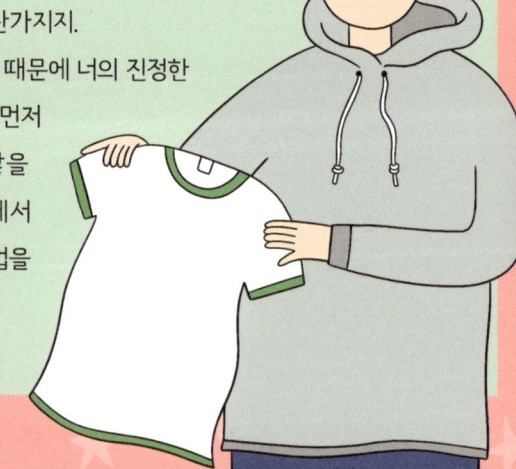

동의는 쉬울 수도, 어려울 수도 있어

동의는 네가 의식하지 못할 정도로 쉬운 일이 될 수도 있어. 만약 친구가 학교 끝나고 자기네 집에 놀러 가자고 했는데, 네가 좋다고 대답했다면 넌 친구의 제안에 '동의'한 거야.

하지만 때로는 엄청 당황스러운 상황이 생기기도 해. '손을 잡아도 되냐고? 어떡하지? 쥐구멍이라도 있으면 들어가고 싶어!', '이런! 뭐라고 말해야 할지 모르겠어. 나중에 다시 얘기하면 안 될까?'

가끔은 동의에 대해 솔직하게 대답하는 것이 어색하게 느껴질 수도 있을 거야. 특히 익숙하지 않은 상황에서는 더 그렇지. 하지만 그렇다고 상대가 요청한 대로 따라야 한다는 건 아니야.

너무 어색한 나머지 몸이 네게 신호를 보낼 때도 있어. 숨을 가쁘게 몰아쉰다거나, 속이 불편해진다거나…. 우린 네가 그런 신호를 알아차릴 수 있도록 도와줄 거야. 왜냐하면 그 신호들은 정말 중요한 걸 말하고 있거든!

널 대변할 사람은 너밖에 없어. 그러니까 어색하고 불편한 감정들을 극복하고 네가 진정으로 원하는 것, 필요한 것을 알아낼 수 있어야 해. 내면의 목소리를 듣는 방법, 네 몸이 보내는 신호를 알아차리는 방법을 배울 수 있도록 우리가 도와줄게.

잊지 마. 네 몸의 주인은 바로 너라는 사실을 말이야.

동의는 양방향이야

지금은 네가 티셔츠를 빌려주는 입장이지만, 다른 때는 네가 티셔츠를 빌리려는 사람이 될 수도 있어. 입장이 바뀌어도 당연히 원칙은 똑같이 적용되어야 해.

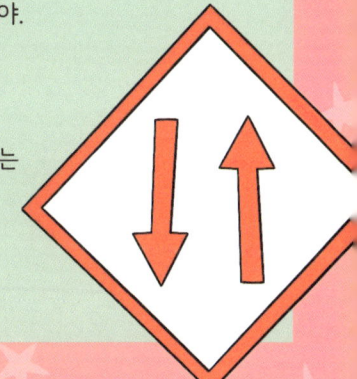

묻고 답하기: 동의가 멋진 이유

서로 논의해서 동의를 하면 무슨 일이 일어날지 모두가 정확히 알 수 있어. 이렇게 될까? 저렇게 될까? 불안해하면서 추측할 필요가 없는 거지. 네가 뭘 허락했는지, 상대방이 너에게 뭘 동의했는지 확실하게 안다면 더 이상 눈치를 보거나 속뜻을 궁금해할 필요가 없잖아.

　네가 물으면, 상대방은 대답해!
　상대방이 물으면, 너는 대답해!
　네가 '좋아'라고 대답하거나 상대가 '좋아'라고 대답할 때는 편안하고 기분이 좋아야 해. 그건 서로 경험을 공유하고, 함께 도전하고, 뭔가를 같이 해 나가고 싶다는 뜻이니까. 상대가 너와 같은 것에 관심이 있다는 걸 확실히 알게 되었다는 말이거든. 그게 감자튀김에 케첩을 뿌리는 일이든, 포옹을 하는 일이든 간에 말이야.

> 뭐든 제대로 되어 갈 때는 편안하고 따뜻한 느낌이 들어.
> - 멜 케틀

> 동의는 운전하는 것과 비슷한 것 같아. 자율 주행 모드로 해 놓으면 무슨 재미가 있겠어? 직접 해야 재미있지. 난 적극적으로 물어보고, 또 대답을 듣고 싶어. - 주크, 17세

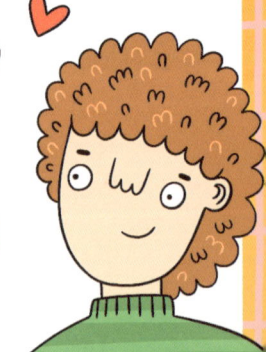

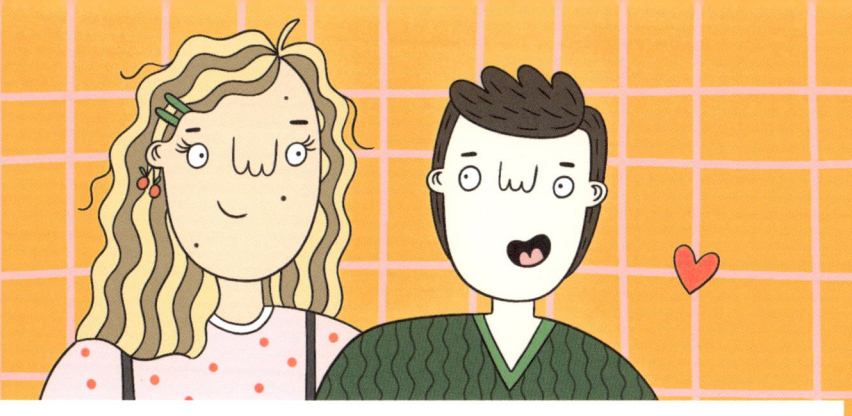

　때로는 '예'보다 '아니요'가 더 좋을 수도 있어. 우리는 언제나 '예'라는 대답을 들어야 한다고 생각하지만 말이야.

　싫다, 혹은 동의하지 않는다는 말에는 그걸 표현한 사람이 자신의 기준인 경계선이 어디까지인지 정확히 알고 네게 전달했다는 의미가 담겨 있어. 상대는 너를 믿었기 때문에 그런 말을 할 수 있었던 거야. 네가 상대방의 경계를 이해하고 받아들일 준비가 되었다고 생각한 거지.

　거절은 부정적인 의미 같지만, 둘 사이에 이해나 믿음을 만드는 계기가 될 수 있어.

> 질문을 한 다음에 상대가 어떤 대답을 하든 괜찮은 척 행동하는 것과 '싫어'라는 대답을 적극적으로 받아들이는 것은 아주 달라. 우린 거절을 기대하고 묻는 경우는 많지 않으니까. – 네보 지신

> 내게 도움이 필요하냐고 묻는 사람들이 있어. 고맙지만 도움을 거절하는 것 또한 내 선택이니까 존중받고 싶어. 특히 몸이 불편한 사람들에게 정말 필요한 건 무조건 도와주는 것이 아니라 선택권을 주는 거야. – 니콜 리

동의를 말하는 게 왜 어려운 거야?

오, 아주 좋은 질문이야! 동의에 대해 이야기하는 것이 힘든 이유 몇 가지를 차근차근 알려 줄게.

사회·문화적 배경

국적이나 문화에 상관없이, 많은 사람들이 동의를 성적 행위와 연관지어 생각하곤 해. 다른 여러 상황에도 동의가 적용된다는 사실을 잘 모르기 때문에 동의에 대한 이야기만 나오면 부끄러워서 얼굴을 붉히는 거지. 그렇게 생각하는 사람이 많은 사회에서 자라게 되면, 그 사람들처럼 동의를 부끄러워하거나 숨겨야 한다고 생각하기 쉬워.

모두가 그렇지는 않지만, 할아버지나 할머니 또는 부모님 어쩌면 네 친구가 그런 사람일지도 몰라. 그들은 다른 사람들도 자신과 비슷하게 생각할 거라고 믿고, 동의에 대한 대화를 피하려고 할 거야. 그리고 이건 정말 중요한 건데, 그들이 네 질문에 대답하기 힘들어하는 이유는 사실 자신들도 잘 모르기 때문일지도 몰라. 동의에 대해 배운 것이 없기 때문에 네게 뭘 가르쳐 줘야 할지 잘 모르는 거지.

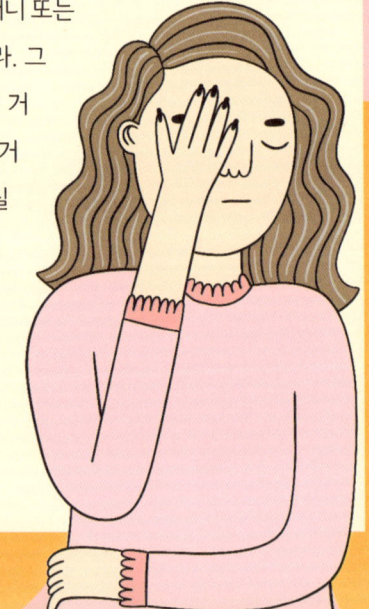

> 나도 부모님과 동의에 대해 이야기를 나눈 적이 없어. 그런 주제로 대화를 해야 한다는 생각 자체를 안 하셨던 것 같아. 그분들은 굳이 할 필요가 없다고 생각하셨을 거야. 예를 들어 누군가 내 목을 만지는 게 싫다면 그 사람 손을 찰싹 때려 버릴 수 있잖아? 그게 우리가 동의하지 않는다는 걸 표현하는 방식이었어. - 유미

성적 행위와 관련된 이야기를 막연히 두려워하는 사람들도 있어. 일부 어른들은 아이들과 성적인 이야기를 하면, 아이들이 성을 가볍게 생각하는 건 아닐까 걱정하기도 해! (물론 이건 말도 안 되는 편견이야. 연구에 의하면 오히려 그 반대라고 해.) 또 네가 성적으로 개방적인 가치관을 갖는 것이 가족의 신념이나 종교와 맞지 않을 때도 있어.

하지만 그들이 동의에 관한 대화를 불편해한다고 해도 너까지 그렇게 느낄 필요는 없어. 어쨌거나 동의는 성적 행위에 관한 것만이 아니니까. 만약 지금까지 동의에 대해 이야기해 본 적이 없다면 조금 어색할지도 몰라. 네게 전혀 새로운 주제일 테니까. 하지만 걱정하지 마. 우리가 있잖아!

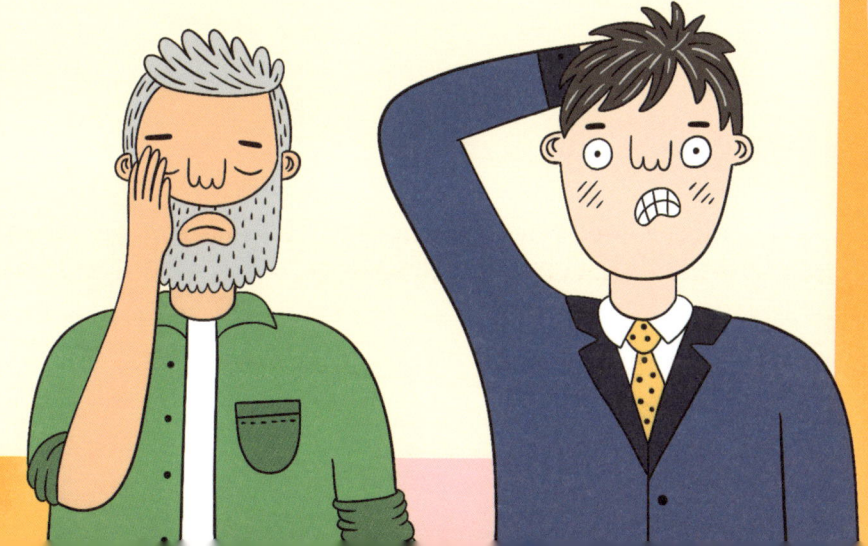

내 맘을 나도 모르겠어!

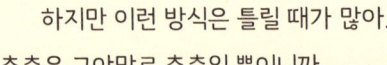

우리는 사람들이 원하는 것을 '당연히 알아야' 한다는 이상한 강박이 있어. 또 네가 아끼는 사람들이 정해 놓은 경계선을 파악하려고 할 때도 그걸 '스스로 알아내야' 한다고 생각하곤 해.

하지만 이런 방식은 틀릴 때가 많아. 추측은 그야말로 추측일 뿐이니까.

어쩌면 넌 네 요구를 우선시하는 데는 익숙하지만, 다른 사람의 요구를 먼저 생각해 보는 연습은 안 해 봤을지도 몰라. (그냥 그들도 너와 같을 거라고 생각하면 안 되냐고? 음… 안 되지! 각자 원하는 게 다 다르니까.)

가장 헷갈리는 건 바로 이거야. 가끔 나 자신조차 내가 진짜 원하는 게 뭔지 모를 때가 있다는 거야. 스스로도 확신이 없는데, 어떻게 그 상태로 다른 사람과 동의에 대해 이야기를 할 수 있겠어?

자기가 원하는 것과 원하지 않는 것을 파악하는 훈련이 필요해. 예를 들어 공포 영화를 보고 나면 밤잠을 설칠 텐데, 그래도 친구들이랑 공포 영화를 보러 가고 싶니? 또 이런 건 어때? 어떤 애가 널 좋아한대. 하지만 넌 아직 그 아이에 대한 네 감정을 잘 모르겠어. 그런데도 그 아이와 데이트를 하고 싶니? 확실하지 않을 때는 '잘 모르겠어'라고 말할 수 있어야 해. 거절하는 방법부터 거절을 받아들이는 방법까지 배워야 해. 그리고 다양한 상황 속에서 '예'라는 대답이 가진 의미가 어떻게 달라지는지, 무엇보다 우리가 마음을 바꿔도 괜찮다는 걸 깨달아야 해. 이 책에서 그 모든 걸 다루게 될 거야.

감정 때문에 혼란스러워!

동의는 **어색하고, 부끄럽고, 당황스러운 주제**들과 연관되어 있는 경우가 많아서 말하기가 곤란할 수도 있어. 예를 들어 누군가 네게 이렇게 말했어. '나 아무래도 널 좋아하는 것 같아. 우리 잠깐 얘기 좀 할 수 있을까?' 이 친구는 지금 개인적인 대화를 위한 네 동의를 구하고 있어. 하지만 넌 친구와는 달리 소리 지르며 도망가고 싶을지도 몰라!

그럴 땐 머리 위에 작은 안테나를 세우고, 네가 느끼는 감정들을 알아차리려고 노력해 봐. 창피하거나 두려울 때는 왜 그런지 찬찬히 생각해 보는 거야. 창피함 같은 감정은 전염될 수 있어. 한 친구에게서 다른 친구에게로, 부모에게서 아이에게로 전달되기도 해. 하지만 너무 걱정하지 마. 이런 대화는 하면 할수록 더 쉬워지고 덜 어색해지니까. 또 네 감정을 더 잘 알아차리게 되고, 앞으로 나아갈 수 있게 될 테니까.

> 솔직히 말하는 게 두려울 수도 있어. 하지만 진실을 피하는 것보다는 훨씬 나아! - 유미

왜냐하면 넌 십대니까!

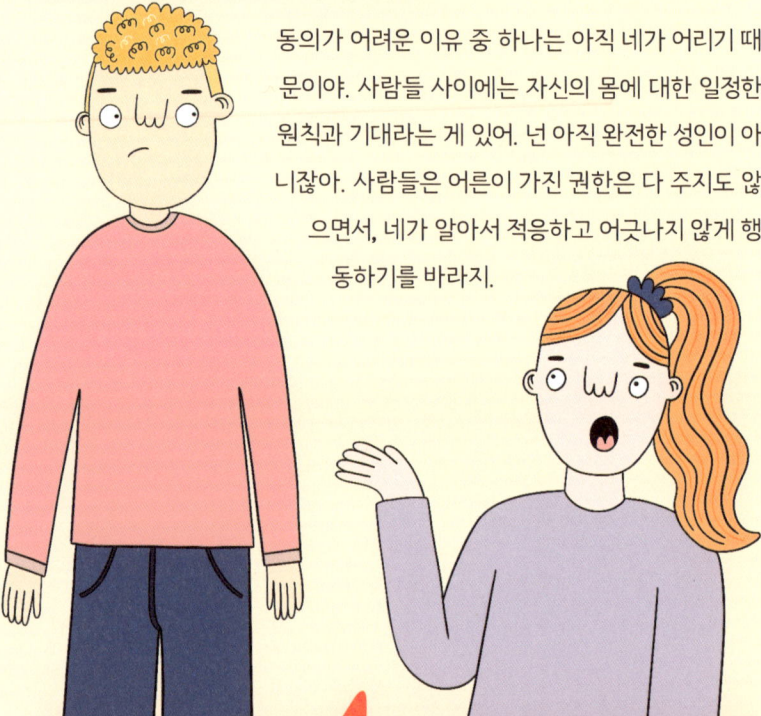

동의가 어려운 이유 중 하나는 아직 네가 어리기 때문이야. 사람들 사이에는 자신의 몸에 대한 일정한 원칙과 기대라는 게 있어. 넌 아직 완전한 성인이 아니잖아. 사람들은 어른이 가진 권한은 다 주지도 않으면서, 네가 알아서 적응하고 어긋나지 않게 행동하기를 바라지.

> 우리 학교에 수영을 싫어하는 남자애가 하나 있어. 자기 몸을 남한테 보여 주는 게 너무 부끄럽대. 그래서 걔는 매주 수영복을 가지고 오지 않았다고 거짓말을 했어. 선생님은 그럴 때마다 그 아이를 혼냈지. 잠잠한 날이 없었어. 반 아이들 모두 그 애를 딱하게 여겼어. 어쩔 수가 없는 상황이잖아. 우리도 마땅히 그 애를 도와줄 방법도 없고 말이야.
> - 디디, 16세

다른 사람의 시선에만 신경을 쓰다 보면, 자칫 마음에 들지 않는 선택을 하게 될 수도 있어. 선택과 결정을 해 본 경험이 많지 않으면 겁을 먹기 쉽고, 그러면 네 생각을 지키는 게 어려워지기도 해. 반대의 경우도 마찬가지야. 자기도 모르는 사이에 상대가 원하지 않는 방향으로 끌고 갈 수도 있거든.

동의는 양방향이니까.

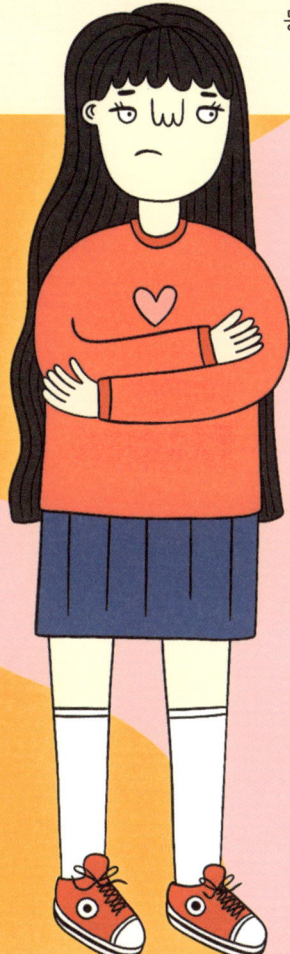

반드시 기억해!

동의에 대해 이야기하는 것은 너뿐만 아니라 모두에게 어려운 일이야. 이 책에서는 동의가 이뤄지는 아주 다양한 사례를 살펴보면서 구체적인 소통 방법을 알려 줄 거야.

동의를 주고받는 최고의 방법은?

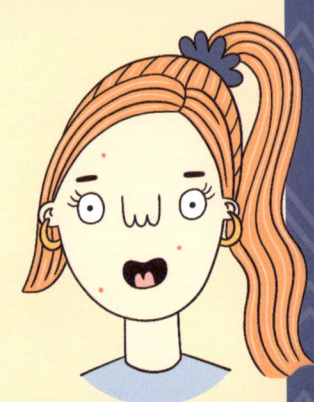

좋은 질문이야! 동의를 주고받는 가장 좋은 방법은 일단 이야기를 시작하는 거지. 콕 집어서 말하기가 어색하고 곤란한 주제라고 할지라도 말이야.

우리는 매일 다른 사람과 소통하고, 그걸 당연하게 여겨. 친구에게 펜을 빌릴 때도, 매점에서 뭘 먹을지 고를 때도, 못되게 구는 동생을 째려볼 때도, 우리는 여러 가지 방식으로 자신의 생각이나 의견을 표현해. 표현 방식이 말일 수도, 몸짓일 수도, 아니면 다른 어떤 것일 수도 있지만 우리는 매일같이 동의를 주고받고 있어. 우리가 그걸 의식하지 못할 뿐이지!

그런데 어떤 동의는 연습이 필요하기도 해. 성적 행위에 관해 이야기를 나누는 것은 펜을 빌리는 것처럼 간단하지 않으니까. 어떻게 질문을 하면 좋을지, 또 돌아오는 대답을 어떻게 들어야 할지 배워야 해. 긍정적인 대답이든, 부정적인 대답이든 상대의 의견을 잘 받아들이는 것도 아주 중요한 기술이거든.

누군가를 직접 만나든, 온라인으로 문자를 주고받든 대화의 기본은 이거야. **질문하고, 듣고, 관찰하는 거지!**

질문하기

네가 상대방과 친분이 있든 없든, 혹은 **직접 만나든 아니면 온라인에서 만나든** 신체적으로 가까워지려면 반드시 동의가 필요해. 상대방의 동의를 가장 쉽게 알 수 있는 방법은 직접 물어보는 거야. 물론 그건 상대방도 마찬가지지. 동의를 구할 때 쓰면 좋은 몇 가지 질문을 알려 줄게.

이렇게 해도 괜찮아?

그만할까?

계속하는 게 좋겠어?

질문을 할 때는 상대를 편안하게 해 줘야 해. 네 말투나 몸짓도 신경을 써야겠지. 무엇보다 상대가 원한다면 언제든지 그 상황을 벗어날 수 있다는 걸 알려 주어야 해. 그래도 괜찮다고 직접 얘기해 주는 것이 가장 좋아. 그리고 일단 질문을 했다면 **상대가 제대로 된 결정**을 할 수 있도록 기다려 줘야 해.

상대가 자리를 뜨고 싶어 하거나, 숨을 돌리고 싶어 하거나, 잠시 흥분을 가라앉히고 싶다고 말하면 그들이 원하는 대로 해 주고, 그렇지 않다면 대화를 계속 이어 가도 좋아. 이런 배려들이 서로 존중받고 있다는 느낌을 줄 거야.

'질문하기'는 네가 앞으로 채워야 할 단추 중에 첫 번째 단추야. 그만큼 중요하다는 뜻이겠지? 왜냐하면 질문하지 않으면 어떤 대답도 들을 수 없으니까. 추측은 추측일 뿐이잖아!

듣기

질문을 했다면 일단 멈추고 들어야 해. 상대에게 집중하고 무슨 말을 하는지 귀를 기울여야 해. 그들에게 충분한 시간을 주고, 네가 듣고 싶어 하는 대답이 아닌, 진짜 상대가 원하는 대답이 뭔지 확인해야 해. 확실하지 않다면 다시 한번 묻는 것이 좋아.

네가 들어야 할 대답은 **적극적인 동의**야. 상대가 정말로 참여하기를 원하고, 함께 시도해 보고 싶어 하는지 알아야 해. 만약 상대가 '뭐, 그냥 빨리 하자.'라거나, '흠…, 그렇게 해, 난 상관없어.' 같은 대답을 했다면 그건 적극적인 태도가 아니잖아, 그렇지?

> 29쪽 더 자세히

상대가 별로 관심을 보이지 않는다는 생각이 들었다면 네 직감을 믿는 게 좋아. 그리고 다시 물어봐야겠지. '정말 하고 싶은 거 맞아? 내가 보기에는 아닌 것 같아서 말이야. 네가 거절해도 난 정말 괜찮아.'

동의는 양방향이야. 기억하지? 상대가 진심을 말하지 않은 것 같은 생각이 들었다면 일단 멈춰. 계속해도 되겠다는 확신이 들 때까지.

관찰하기

관찰하기는 **진정한 동의를 위한 모든 과정**에서 이루어져야 해.

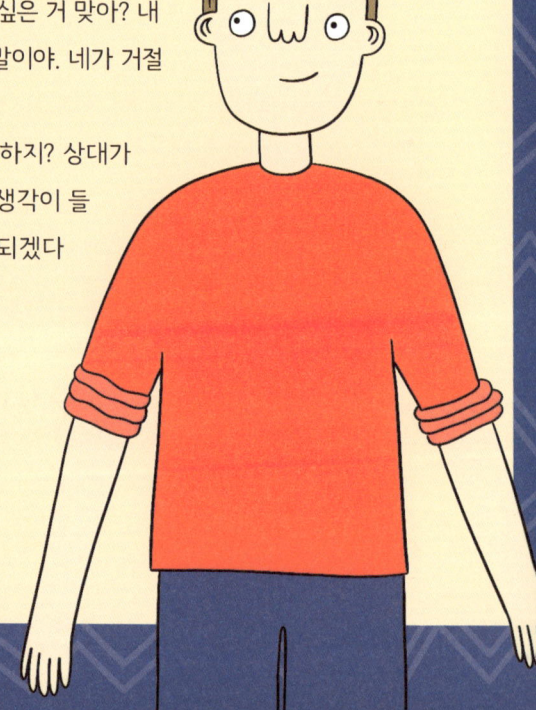

관찰을 통해서 상대방이 뭘 원하는지, 대답을 할 때 편안하게 느끼고 있는지 등 많은 것을 알아차릴 수 있어.

수줍음이 많거나, 긴장을 잘 하는 사람이 '계속하자'라고 대답했어. 이런 대답은 알고 보면 의미가 반대인 경우가 많아. 그렇기 때문에 상대의 신체적 언어를 파악하는 것이 중요해. '좋아'라고 말한 것이 진심인지 아닌지 파악하는 데 도움을 주니까.

상대가 긍정적인 대답을 했다고 하더라도 뭔가 미심쩍거나 확실하지 않다면, 그 대답은 거짓일 확률이 높아. 마지못해 동의했거나 겁을 먹었을 수도 있거든. 그럴 때 가장 좋은 방법은 다시 물어보는 거야. 그들의 몸짓이 뭘 말하고 있는지 관찰하면서 말이야. 자신 없는 말투, 초조해 보이는 표정, 눈물이 고이거나 울상이 된 얼굴…. 이런 것들은 대체로 거절을 뜻하는 신체적 표현이야. 상대가 말로는 '예'라고 하지만, 몸으로는 '아니요'라고 말하고 있다면 하던 걸 멈추고, 시간을 갖는 것이 필요해. 그러기 위해서는 '좋아' 혹은 '싫어'라는 말과 함께 따라오는 많은 신체적 언어들을 알아 두어야겠지?

27쪽, 32쪽 더 자세히

> 거절당하는 건 최악이 아니야. 상대가 싫어하는데도 그걸 모르고 너 혼자 계속 행동하는 게 최악이지.

가끔은 말과 행동이 다르게 나갈 때가 있어. 나는 어렸을 때 누가 간지럼 태우는 걸 싫어했어. 그런데 너도 알다시피 간지러우면 막 웃게 되잖아. 그러니까 상대는 내가 그걸 싫어하는지 잘 모르더라고. - 마리사, 36세

질문하기 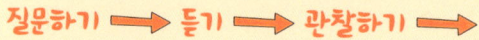 듣기 ➡ 관찰하기 ➡

진정한 동의를 위해서 필요하다면 언제까지나 반복되어야 할 과정이야. 특히 네가 익숙하지 않거나 확실하지 않은 일을 해야 할 때는 더욱더 중요하지. 누군가와 처음으로 가까워질 때도 마찬가지야.

반드시 기억해!

너는 동의를 하는 입장이 될 수도, 때로는 동의를 구하는 입장이 될 수도 있어. 어떤 때는 네가 '좋다'는 말을 듣고 싶어 하는 쪽이었다가, 다른 때는 '싫다'는 얘기를 해야 하는 상황에 놓이기도 해. 네가 '싫다'는 말을 하거나, 듣는다고 해서 네가 나쁜 사람이 되는 것은 아니야. 그건 동의의 과정에서 꼭 필요한 정상적인 대화 중 하나니까!

'좋아!'를 나타내는 신호들

> 좋아!

'좋아!'는 마법 같은 말이지. 상대가 온전히 확신을 가지고 동의의 뜻으로 이 말을 했다면, 그걸 듣는 사람은 하늘을 나는 기분을 느낄 거야. 야호!

동의를 받았다는 것을 확실하게 아는 방법은 뭘까? 그건 역시 소리 내어 말할 때야. 사람들이 좋다는 표현을 어떻게 하는지 몇 가지 예를 들어 줄게.

> 그럴까?
> 와, 짱이다. 완전 맘에 들어!
> 그거 좋은 생각인데?
> 우리 이거 하자.
> 나도 하고 싶어.
> 기분이 좋아!

물론 말이 아닌 다른 신호들로 표현될 수도 있어. 어떤 사람이 그 상황을 즐기고 있다면 보통은 한눈에 알 수가 있지. 아마도 그들은 상대와 눈을 맞추고, 웃으며 대화를 이어 갈 거야. 그곳에 있는 게 즐거워 보이고, 열정적인 태도를 보이겠지?

행동에서도 '좋다'는 신호를 읽을 수 있어. 사람들이 보통 행복하거나 기분이 좋을 때 나오는 행동들이야.

- ⭐ 고개를 끄덕인다.
- ⭐ 상대와 눈을 맞춘다.
- ⭐ 기분이 좋아 보인다.
- ⭐ 상대의 손길을 거부하지 않는다.
- ⭐ 가까이 다가온다.
- ⭐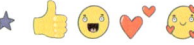

상대가 그 일을 기꺼이 하고 싶은지, 혹은 확실하게 좋다고 한 건지 행동만으로 판단이 어려울 때는 상대에게 직접 물어보는 것이 가장 좋아.

그리고 상대가 좋다고 말했더라도, 그건 네가 제안한 것에 대해서만 동의한 거지, 뒤따라오는 다른 것들에 동의한 건 아니야. 또 동의를 했다고 하더라도 언제든지 마음을 바꿀 수 있다는 것, 잊지 마!

> 예전에 남자 친구가 이렇게 말한 적이 있어. '그렇게 계속 확인할 필요 없어. 그냥 내가 얼마나 행복한지 봐.' 나는 이렇게 대답할 수밖에 없었지. '음, 그래…. 그런데 난 그럴 수가 없어. 너도 알다시피 난 앞이 보이지 않잖아.' - 헤이든 문

> 나는 발달장애의 일종인 아스퍼거 증후군이라서 다른 사람의 표정이나 몸짓을 읽어 내는 게 어려워. 그래서 내가 정확하게 이해했는지 자주 확인해야 하니까 질문을 많이 하지. 뭐든지 확신하기가 어려워. - 클로이, 17세

적극적인 동의

> 상대의 의사를 확실히 알기 위해서는 적극적인 동의의 절차를 밟을 필요가 있어. 상대가 너희 집에 놀러 왔다거나, 심지어 너희 집에서 자고 간다고 해도 네 맘대로 추측하거나 해석해서는 절대 안 돼. - 색슨 멀린스

왜 동의는 적극적이어야 할까? '적극적인 동의'라는 게 대체 어떤 의미일까? 일반적인 동의로는 충분하지 않은 걸까? 적극적인 동의는 상대의 말뿐만 아니라 그 사람의 표정, 몸짓까지 읽어 내려는 노력이야. 상대가 편안하게 느끼고 있는지도 충분히 고려해야 하지. 표현이 서툰 사람이라고 해도 말이야.

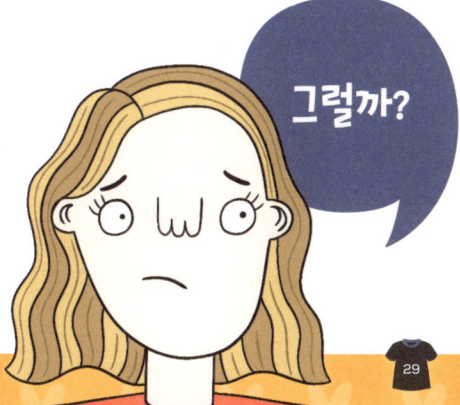

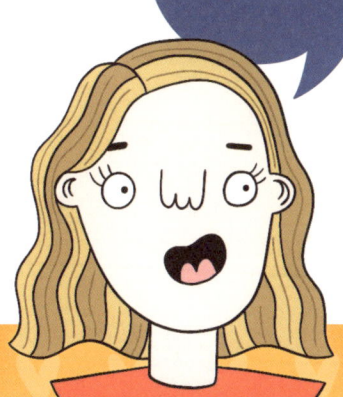

예를 들어 볼게. 만약 네가 아주 매운 떡볶이를 좋아한다고 가정해 보자. 어느 날, 네가 매운 떡볶이를 친구한테 먹어 보라고 권했어. 친구가 말로는 '음, 그럴까…'라고 했지만 표정이 굳어 있다면, 그건 적극적인 동의가 아니겠지?

네가 누군가에게 동의를 구하는 입장이라면 넌 그들의 동의가 **적극적인지** 아닌지 살펴야 해. 그들의 말과 행동을 세심하게 관찰한다면 분명 큰 도움이 될 거야. 그래도 확실하지 않다면, 다시 물어봐야지!

가끔은 이런 상황도 있을 수 있어. 누군가 네게 손을 잡아도 되냐고 물었는데, 거절을 하자니 너무나 어색해서 미칠 것 같은 거야. 이전에 거절해 봤던 경험이 없거나, 상대에게 상처 주고 싶지 않은 마음이 들었을 수도 있지. 이 상황에서 넌 이렇게 대답할지도 몰라. '음…, 안 될 건 없지…. 아마도?'

하지만 동시에 네 몸은 이렇게 소리 지르고 있을 거야. '으아… 오지 마! 완전 싫어!' 어때? 딱 봐도 이건 적극적인 동의가 아니지!

> 스킨십은 누군가를 '위해' 하는 게 아니에요. 누군가와 '함께' 하는 거죠. 두 사람 모두 동등하게 참여하고, 충분히 적극적이어야 해요. - 재키 헨드릭스 박사

함께하는 동의

누군가 동의를 구하고 상대가 허락을 할지 말지 결정한다면, 대답을 하는 쪽이 일의 열쇠를 쥐게 되잖아. 그런데 '함께하는 동의'는 두 사람이 대화를 통해 원하는 것을 함께 알아 가는 거야. 둘 다 **동등한 입장**이 되는 거지.

'우린 우선 손잡는 것까지 시도해 보기로 했어요.' 이들의 결정은 공통의 욕구, 서로를 존중하는 마음, 그리고 대화를 통해서 이뤄졌어. 우리는 이와 같은 상호 동의가 가장 이상적인 형태의 동의라고 생각해!

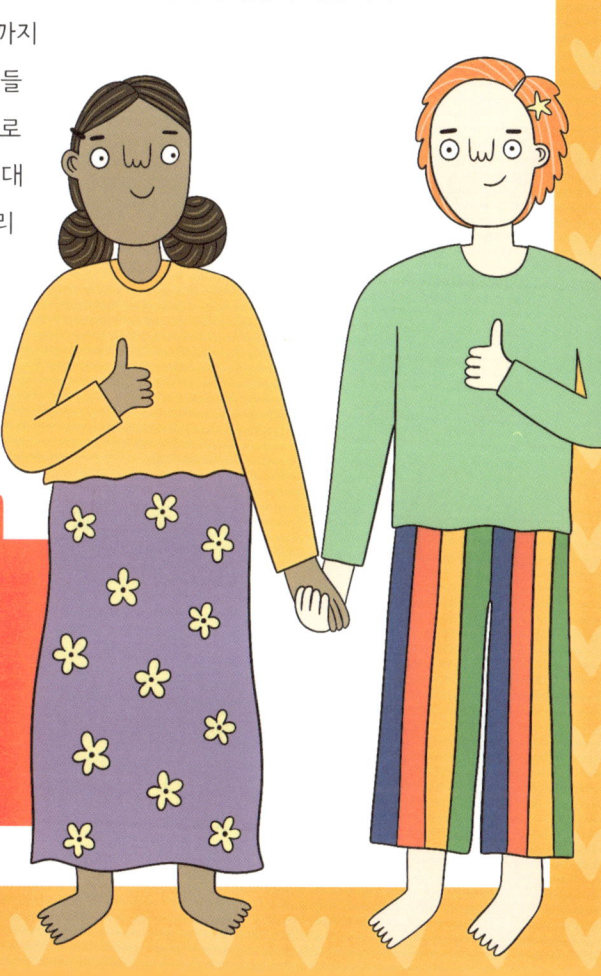

특히 스킨십을 할 때는 두 사람 모두 편안하게 느껴야 해. 상대가 정말 괜찮은지 살피는 것이 정말 중요해.
- 멜리

'싫어!'를 나타내는 신호들

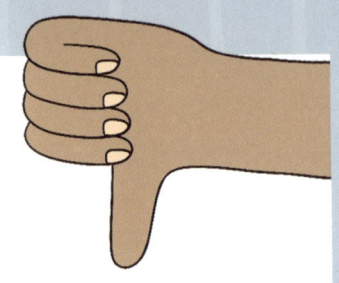

이런 표현을 들어 본 적이 있을 거야. '싫다는 건 말 그대로 싫다는 거다.' 이 말은 누군가 한 번 싫다고 말했다면, 그 사람의 의견이나 결정은 존중받아야 한다는 뜻이야.

하지만 '싫다'는 말은 '좋다'는 말보다 하기도, 듣기도 어려운 말이야. 특히 동의에 관한 대화라면 더 그래. 왜냐하면 '싫다'는 건 상대 혹은 나의 바람과는 반대되는 말이니까. 직접적으로 표현하기 부담스러울 수 있지.

'싫다'는 단어를 쓰지 않고도, 거절을 표현하는 방법은 아주 많아.

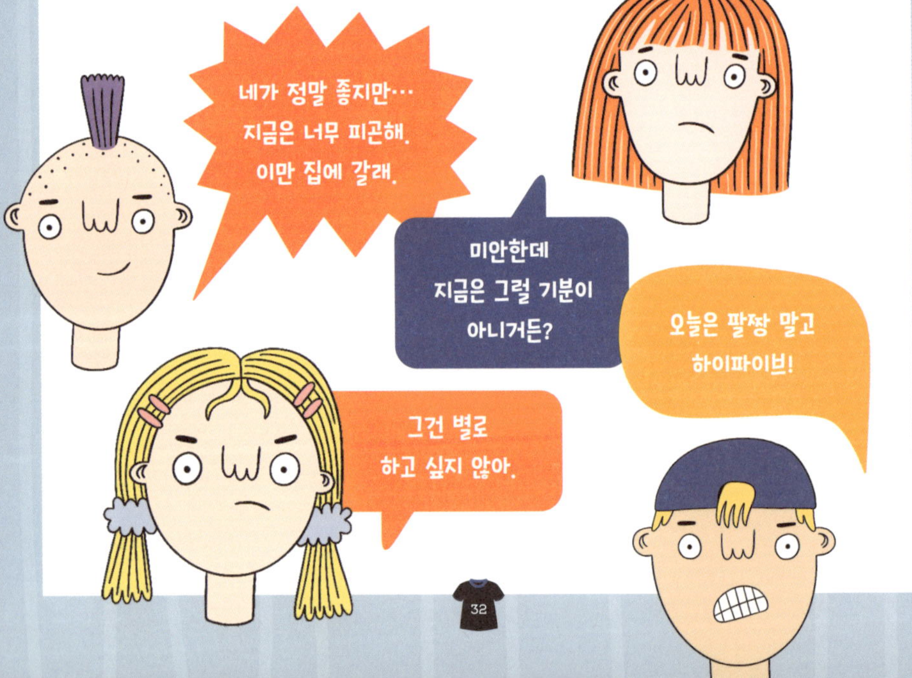

네가 정말 좋지만…
지금은 너무 피곤해.
이만 집에 갈래.

미안한데
지금은 그럴 기분이
아니거든?

오늘은 팔짱 말고
하이파이브!

그건 별로
하고 싶지 않아.

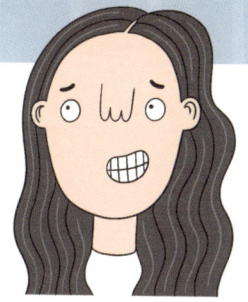
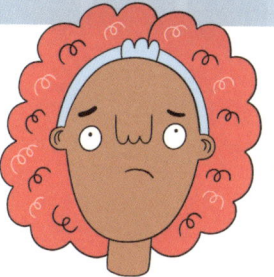
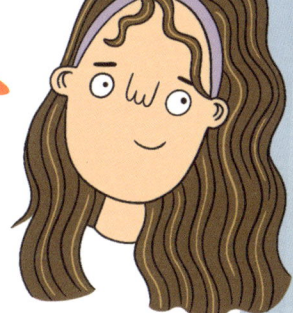

말뿐만 아니라 행동으로도 '싫다'는 표현을 할 수 있어.
어떤 것들이 있는지 예를 들어 볼까?

- 고개를 흔든다.
- 기분이 좋지 않아 보인다.
- 말이 없다.
- 아파 보인다.
- 자리를 뜨려고 한다.
- 몸을 뒤로 빼고 팔짱을 낀다.
- 운다.

- 눈을 피한다.
- 얼굴을 찌푸린다.
- 그 자리에 없는 사람을 찾는 시늉을 한다.
- 긴장한다.
- 👎 😮 😰
- 화제를 바꾸거나 아예 대답하지 않는다.

이래서 **질문하기** ➡ **듣기** ➡ **관찰하기** 과정이 중요한 거야. 상대가 보내는 **거절** 신호를 놓치면 안 되니까!

물론 더 **솔직하게** 자기 의사를 표현할 때도 있지.

> 방금 동의한 거 취소할게.

> 난 네가 좋지만, 지금 이건 별로야.

> 이제 그만할래.

> 넌 이게 좋아? 난 아니거든.

> 그만해.

> 짜증나. 나 집에 갈래.

> 음, 난 싫어.

> 거절한다고 미안해할 필요는 없어. 상대가 뭔가를 기대했다가 실망을 하더라도 그건 그 사람 몫이지 네가 미안해할 일은 아니야. - 색슨 멀린스

> 나이가 들면서 깨달은 게 있어. 싫으면 그냥 싫다고 솔직하게 말하는 수밖에 없다는 거야. 동의에서 그거보다 더 좋은 방법이 없더라고. - 라나, 17세

때때로 거절은 우리에게 또 다른 선택권을 주기도 해.

> 난 감자튀김에 케첩 뿌리는 거 싫더라. 그냥 각자 하나씩 시켜서 먹을까?

> 공포 영화는 보고 싶지 않아. 너무 무섭단 말이야. 대신 모험 영화는 괜찮을 것 같아.

> 포옹은 좀 그렇고, 하이파이브는 어때?

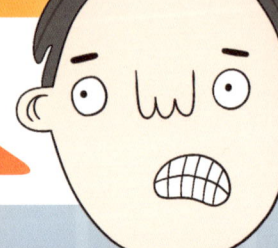

싫다고 말하는 게 왜 어려운 거야?

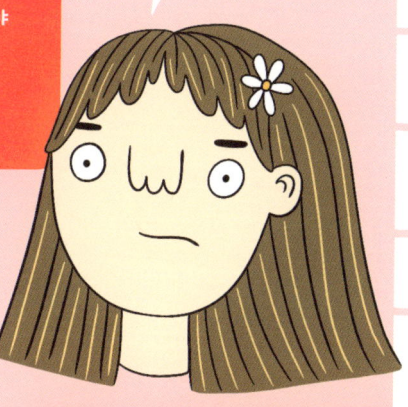

싫어.

어릴 때는 싫다고 말하는 게 어려웠어. 용기가 없었던 것 같아. 하지만 지금은 알아. 불편한 점이 있으면 당당하게 말해도 된다는 걸, 그리고 그렇게 해야 다른 사람도 배려할 수 있다는 걸 말이야. - 샐리 러그

사람들이 싫다는 말을 못 하고 주저하는 모습 본 적 있니?

평소에 우린 착한 사람이 되려고 노력해. 예의 바르게 행동하고, 부탁은 들어 주려고 하고, 싫다는 말은 꺼리지. 그건 아마 상대를 기쁘게 해 주고 싶기 때문일 거야. 거절하면 그 사람이 상처 받을까 봐 걱정도 되고. 하지만 솔직히 말하는 게 오히려 상처를 덜 주는 거야. 네가 싫으면서도 좋은 척 했다는 걸 상대가 알게 되었다고 생각해 봐.

내가 거절하면, 상대는 상처를 받을 수도 있겠지. 하지만 나는 내 입장을 그대로 말하는 편이야. 그러지 않으면 나중에 꼭 후회하더라고. 다른 사람의 행복이나 즐거움 때문에 내가 정한 경계를 무너뜨리는 건 결코 좋은 선택이 아니야. - 주크, 17세 거절하고 싶은 마음이 확실하다면, 그냥 싫다고 말하면 돼. 또 지금 당장 하고 싶지는 않지만, 완전히 거절하고 싶지도 않은 그런 마음이 들 수도 있어. 그럴 때도 솔직하게 말하면 돼. 네 마음이 명확하게 전달될 수 있도록 말이야. 네가 거절하는 이유를 설명할 필요는 없어. 이 문제는 78쪽에서 더 자세히 다룰게.

동의는 양방향이라는 거 기억하지? 가끔은 우리가 싫다는 말을 들어야 하는 입장이 되기도 하잖아. 거절은 때로 간접적인 방식으로 표현되기도 하니까. 싫다는 말은 하지 않았지만 상대가 적극적이지 않다면, 거절을 말하고 있을 확률이 높아.

화장실이 어디야?

잠깐 숨 좀 돌리고 올게.

물 좀 마셔야겠다.

집에 가야겠어.

나도 잘 모르겠어.

오늘은 안 되겠어.

너무 늦었다.

이런.

지금 몇 시야?

좀 어색하네.

> ADHD(주의력결핍 과잉행동장애), 자폐증, 불안증이 있는 나는 보디랭귀지를 잘 이해하지 못해. 그래서 다른 사람들보다 더 많은 단서가 필요해. 정말 지치고 피곤한 날에는 안 그래도 없는 눈치가 완전 꽝이 되어 버리고 말아. - 탄스, 15세

그래도 다행인 건, 거절을 연습하다 보면 싫다고 돌려 말하는 것도, 단호하게 거절하는 것도 점점 익숙해진다는 거야. 근육을 키우고 싶을 때 운동을 하는 것과 비슷해. 부담이 덜한 상황에서 친구나 가족에게 거절하는 법을 연습해 봐.

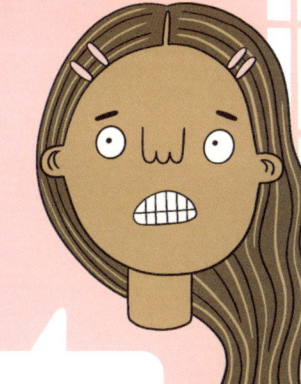

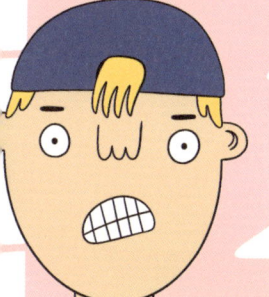

- 전 생선이 싫어요!
- 난 책이나 읽을래. 어쨌든 고마워.
- 미안한데 이번 주말에는 집에서 쉬고 싶어.

상대가 화를 낼까 봐, 혹은 결과가 두려워서 싫다는 말을 못 하고 주저하고 있다면 이건 정말 큰 문제야. 거절을 제대로 할 수 없다면 동의도 제대로 할 수 없을 테니까. 너의 우유부단함이 너를 곤란한 상황에 빠뜨릴지도 몰라. 물론 그런 상황이 오면 다른 사람에게 도움을 구해야지. 이 문제에 관해서는 203쪽에서 더 자세히 다룰게.

주문을 외워 보자:
넌 물었고, 난 대답했어!

우리는 종종 **듣고 싶지 않은 대답**을 들어야 할 때가 있어. 그런 상황에서 내가 원하는 대답이 나올 때까지 조르고 싶은 마음이 들기도 해.

예를 들어, 네가 티셔츠를 빌려줄 수 없다고 말했을 때, 친구는 이렇게 말할지도 몰라.

> 동의를 한마디로 표현해 볼게.
> '넌 물었고, 난 대답했어.'

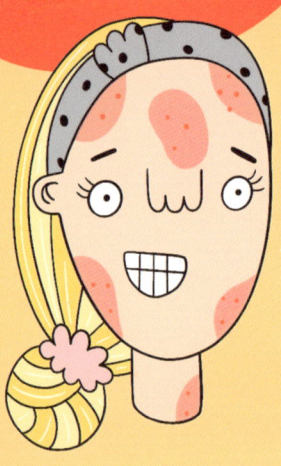

> 그러지 말고 빌려주라.
> 친구야, 제발.
> 지난주에는 빌려준다고 했잖아.
> 지금은 왜 안 된다는 거야?

> 싫어.

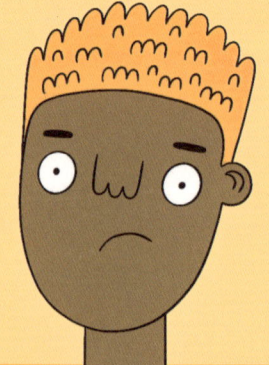

친구는 물었고, 넌 대답했어! 그걸로 된 거야. 친구가 원하는 것을 얻지 못했다고 해서, 네가 미안해할 필요는 없어. 오히려 네가 정한 경계를 끝까지 지켰으니까 뿌듯해 해야지. 아주 잘했어!

내 맘을 나도 잘 모르겠어!

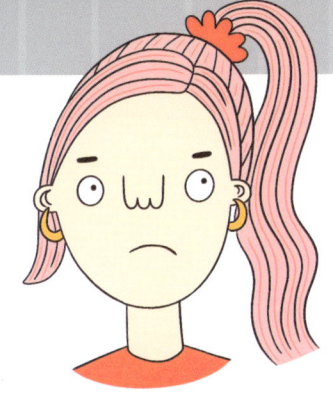

가끔은 내가 뭘 원하는지 모를 때가 있지? 괜찮아. 걱정하지 마. 시간이 조금 더 필요한 것뿐이야. 가만히 앉아서 스스로에게 질문을 해 보자. 우리의 뇌가 답을 찾을 수 있도록.

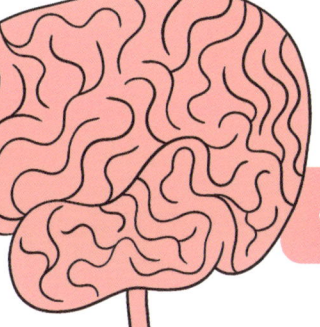

- 내가 이걸 좋아하나?
- 내가 이것 때문에 기분이 좋아졌나?
- 내가 이것 때문에 기분이 이상해졌나?
- 내가 지금 걱정하고 있나?
- 위급한 상황에서 도움을 구할 사람이 있나?
- 이건 처음 겪는 일인가?
- 이걸 하면 행복할까?
- 내가 지금 불안한가?
- 솔직할 수 있을까?

자기 마음을 잘 모르겠다고 인정하는 건 쉬운 일이 아니야. 그렇게 할 수 있다면, 네가 그만큼 성숙하다는 거지. 동의에 관한 대화에서는 자신의 마음을 인정하고, 표현하는 게 정말 중요해.
그냥 '잘 모르겠어'라고 말하는 것도 괜찮아. 어른들도 엄청 자주 하는 말이거든. 아니면 이렇게 말하는 방법도 있어.

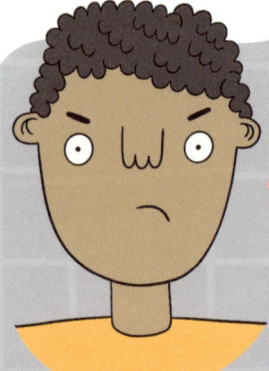
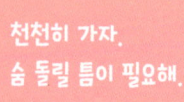

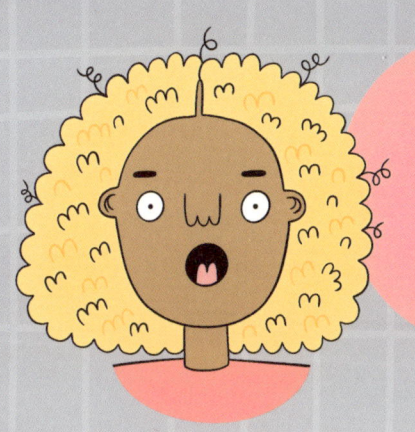

산책하는 건 어때?
기분 전환이
필요한 것 같아.

어떤 상황에서도 너는 '내 맘을 잘 모르겠어'라고 대답할 수 있어. 이 말은 '그만해' 혹은 '난 네가 싫어'라는 의미가 아니니까. 넌 필요하다면 몇 시간이든, 며칠이든, 몇 주든 시간을 갖고 천천히 네가 원하는 걸 알아내면 돼. 자기가 좋아하는 것과 싫어하는 것을 명확히 알아내는 데는 어느 정도 시간이 필요해. 불확실한 감정이 드는 것도 당연하지. 네가 너 자신을 알아 가는 과정이니까.

자신의 직감을 믿고, 그걸 행동에 옮기는 건 쉬운 일이 아니야. 그러니까 어릴 때부터 연습을 하면 좋겠지.
- 멜 케틀

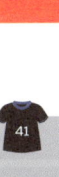

마음을 바꿔도 될까?

동의는 언제든지 취소할 수 있어. 직접 만나서 했든, 온라인에서 했든 상관없지. 이건 정말 모두가 알아 두었으면 하는 원칙이야. 왜냐하면 많은 사람들이 '예' 혹은 '좋아'라고 말했다면, 그걸 끝까지 지켜야 한다고 생각하거든. 절대 그렇지 않아. 알겠지?

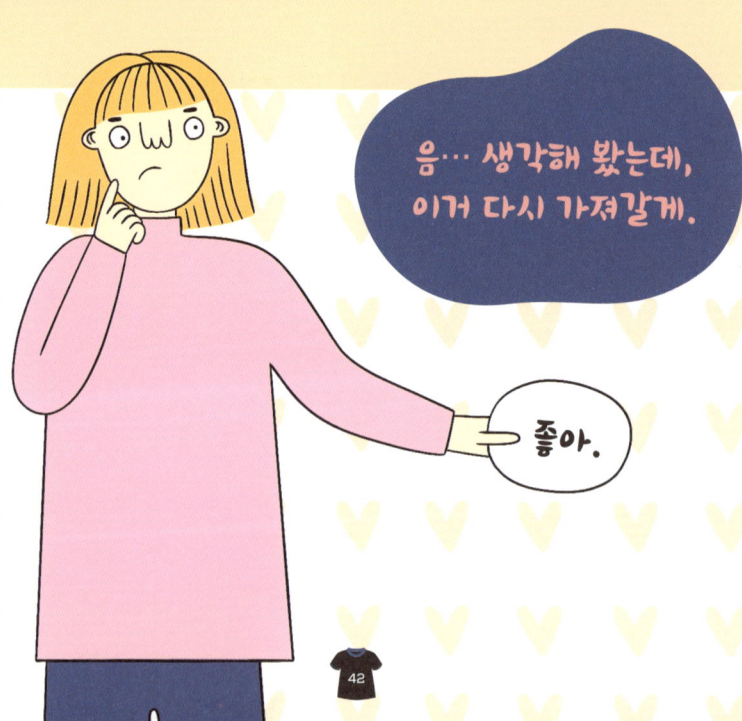

누군가와 친밀한 관계를 맺을 때는 상황이 계속 바뀌기 때문에, 동의도 항상 진행 중이어야 해. 어깨동무로 시작했다가 손을 잡을 수도 있고, 손을 잡는 걸로 시작했다가 포옹을 하게 될 수도 있지. 팔을 부드럽게 쓰다듬거나 무릎에 손을 올릴 수도 있어. 이 중에는 네가 좋아하는 행동도 있을 수 있지만, 꺼려지는 행동도 있을 거야. 그러니까 어떤 행동이든 다음 단계로 넘어갈 때는 동의도 함께 따라가야 해.

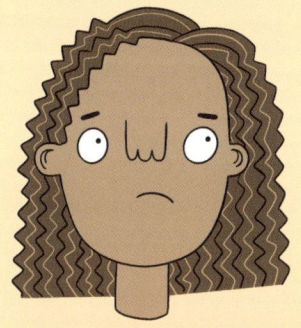

난 시력이 좋지 않아. 그래서 처음 만나는 상대에게는 그걸 설명해 주고, 새로운 시도를 할 때는 내게 물어봐 달라고 부탁해. - 헤이든 문

나는 상대에게 이렇게 말하곤 해. '난 언제든 마음을 바꿀 수 있어. 그건 너도 마찬가지야. 그러니까 그만하고 싶다면 편하게 말해. - 케라, 18세

친구들이 언제든 마음을 바꿔도 된다는 걸 알았으면 좋겠어요. 무언가를 한 번 했다고 해서, 다음에 또 그걸 할 필요는 없어요. 상대의 기분을 의식하면서 싫어하는 일을 계속할 필요가 전혀 없으니까요. - 재키 헨드릭스 박사

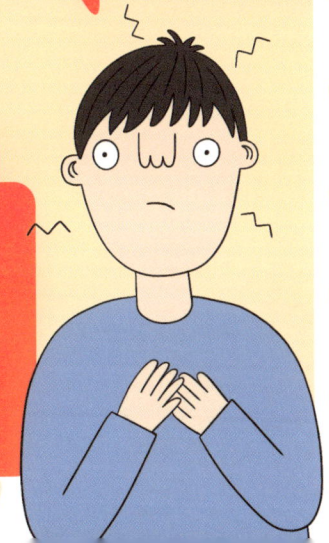

돌리 닥터의 시시콜콜 상담실

> **다른 학교 남자애랑 가깝게 앉아 대화를 하고 있었어요. 어느 순간 그 아이의 숨에서 이상한 냄새가 나더라고요. 고민하다가 속이 울렁거려서 더는 대화하고 싶지 않다고 말했어요. 그 순간에는 정말 그랬거든요. 제가 잘못한 걸까요?**

아니, 넌 전혀 잘못한 게 없어. 넌 뭔가를 하고 싶지 않다고 결정한 다음, 네 힘으로 그 상황을 벗어났어. 오히려 잘한 거지!

동의를 취소하는 방법에는 여러 가지가 있어. 예를 들어 볼게.

- 우리 다른 거 하자.
- 있잖아, 나 생각이 바뀌었어. 그냥 집에 갈래.
- 난 네가 좋지만 지금은 하고 싶지 않아.
- 내가 생각한 건 이런 게 아니었어. 그만하자.
- 잠깐만, 나 숨 좀 돌려야겠어.
- 손잡는 것까지는 괜찮아. 하지만 다른 것도 괜찮다고 한 건 아니야. 그러니까 그게 아니라면 여기서 멈추는 게 좋겠어.
- 갑자기 기분이 안 좋아. 이만 가야겠어.
- 그만해. 난 그거 별로야.
- 음, 생각이 바뀌었어. 나하고는 맞지 않는 것 같아.
- 그럴 필요 없어.
- 더는 즐겁지가 않네. 미안해.
- 좀 이상하다. 그만하고 싶어.
- 이건 좀 과한 것 같아. 나 나갈래.
- 내가 원한 건 이게 아니야.

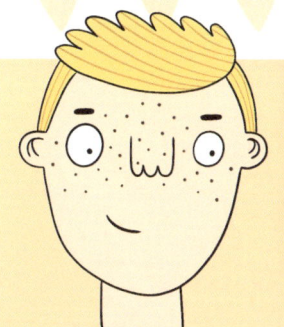

> 자기 생각을 소리 내어 말하는 것도 용기가 필요해요. 자신이 없다면 할 말을 미리 준비해 놓는 건 어떨까요? 예를 들어 이런 표현들 말이에요. '그건 별로 끌리지 않는데?', '잠깐 쉬면 안 될까?', '여기서 멈추는 게 좋겠어.' - 캐서린 럼비 교수

맘을 바꾸기에 너무 늦은 건 아닐까?

땡, 틀렸어! 마음을 바꾸는 데 너무 늦은 때라는 건 없어.

> 거절하면 상대가 기분 나빠 하지 않을까 걱정할 필요 없어. 넌 명확하게 대답할 권리가 있으니까! - 색슨 멀린스

넌 언제든 동의를 번복할 수 있어. 어떤 일을 시작하기 전이나, 진행 중이거나, 거의 끝나가는 시점이라고 해도 상관없어.

춤을 추다가도, 대화를 하다가도, 포옹을 하다가도 너는 언제든지 멈출 수 있어. 어떤 행동을 하든지 간에 네가 원한다면 바꿀 수 있어. 네가 이미 허락한 일이라고 해도, 벌써 그 일이 많이 진행되었다고 해도 상관없어. 너는 그들에게 빚진 게 아무것도 없거든. 미안해할 필요도 전혀 없어. 그만하고 싶거나, 뭔가를 바꾸고 싶다면 넌 그걸 상대에게 말하기만 하면 돼.

물론 이럴 때는 표현을 확실히 해야 해. '그만해'라는 네 말이 농담이 아니란 걸 상대에게 이해시키는 거야. 상대는 네가 마음을 바꾼 이유가 뭔지 물어볼지도 몰라. 이때 대답을 할지 말지는 온전히 너의 선택이야. 이에 관해서는 78쪽 '이유 말하기, 혹은 말하지 않기!'에서 더 자세히 다룰게.

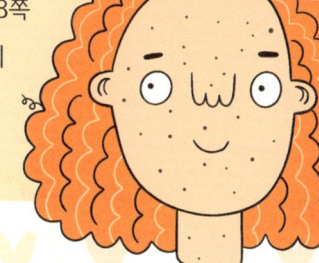

모든 걸 바꾸는 사춘기

돌리 닥터의 시시콜콜 상담실

> "걱정이 하나 있어요. 저는 열두 살인데, 제 성장 속도가 친구들에 비해 너무 빠른 것 같거든요. 벌써 외음부에 털이 났고, AA 사이즈 브래지어를 착용해요. 게다가 얼마 전에 생리도 시작했고요. 다른 사람들 시선도 더 신경 쓰이고…, 제 친구들 중에 저만 이런 것 같아서 고민이에요."

갑작스런 몸의 변화 때문에 혼란스러울 거야. 네가 그런 기분이 드는 것도 당연해. 하지만 그건 너만 느끼는 게 아니야. 같은 질문을 하는 아이들이 정말 많거든. 다른 아이들도 너와 같은 경험을 하고 있지만, 대놓고 말하지 않을 뿐이야.

네 친구들 중 절반은 너와 같은 고민을 하고 있을걸? 그런데 왜 너만 혼자인 것 같은 기분이 들까? 그건 아마도 네가 아까 말했던 것처럼 네 또래 친구들이 사람들 시선을 과도하게 신경 쓰기 때문일 거야. 이건 사춘기가 되면 자연스럽게 오는 변화야. (자연은 갑자기 우리 몸에다가 이상한 짓을 해 놓고, 그걸 말하기도 껄끄럽게 만들어 놓았네. 진짜 별로야!)

하지만 어른들도 말하기 힘들어하는 주제들이 있어. 사람들이 어떤 것에 대해 말하기를 꺼릴수록 더 말하기가 어색하고 두려워지는 거지.

사춘기에 몸의 변화가 시작된다는 건 너도 알 거야. 그 외에도 네가 생각하고 느끼는 방식도 바뀐다는 거 알고 있니?

사춘기는 우리 몸의 호르몬 분비가 갑자기 늘어나면서 시작돼. 호르몬이 뭐냐고? 그건 '샘'이라고 불리는 특별한 조직에서 만들어지는 화학 물질이야. 인간의 몸에는 50가지가 넘는 호르몬이 있어. 혈류를 타고 움직이는 호르몬은 특별한 지시 사항이 담긴 편지를 각각의 신체 조직에 전달하는 배달부 역할을 해. 그중에는 이런 지시 사항도 있지.

'지금 당장 털을 자라게 하세요!'

옆 페이지에 편지를 쓴 여학생을 위해 덧붙이자면, 지금 이 친구의 몸에서는 몇 가지 호르몬이 아주 바쁘게 돌아다니고 있어. 그들이 어떤 편지를 전달하고 있을까? '음모와 가슴을 자라게 하세요!', '겨드랑이 땀샘을 활성화하세요!'

그들은 지금 우리의 인생에서 가장 바쁜 시기를 보내고 있어. 그 밖에도 우리의 뇌가 생각하는 방식, 감정의 변화, 결정을 내리는 방식에도 변화를 가져오지.

사춘기에 일어나는 또 다른 변화에 대해서도 알아볼까?

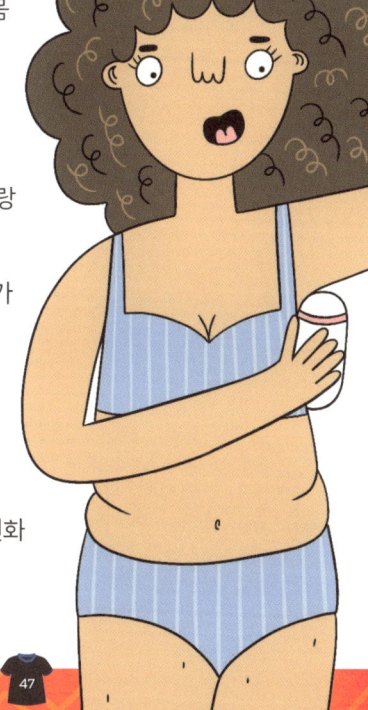

급격한 신체 성장

아기는 태어나자마자 엄청난 속도로 자라. 태어난 지 일 년이 지나면 몸무게가 세 배로 늘지. 사춘기는 우리 인생에서 두 번째로 성장이 빠른 시기야. 키도 쑥쑥 자라고, 몸무게도 늘어나. 체형도 눈에 띄게 바뀌는데, 말랐던 몸에 굴곡이 생기고, 근육이 붙기 시작해. 뼈, 근육, 지방 모두가 급격히 성장하면서 점점 성인의 몸을 닮아 가지. 이처럼 사춘기에 남자와 여자의 특징이 두드러지게 나타나는 것을 '2차 성징'이라고 해.

몇 년 안에 이루어지는 성적 발달은 우리 몸이 난자나 정자를 생산하기 시작했다는 걸 알려 주는 신호야.

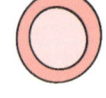

갑작스런 감정 변화

사춘기에는 **뇌**가 빠르게 발달하면서 네가 느끼고 생각하는 방식도 달라져. 갑자기 기분이 이랬다저랬다 마구 바뀌는 경험을 하게 될지도 몰라. '내가 왜 이렇게 기분이 좋지?', '왜 이렇게 모든 게 절망적으로 느껴지는 거야?'

가슴을 쥐어뜯고 싶을 만큼 슬픈 감정에서부터 지구를 뚫고 나갈 것처럼 벅차오르는 행복감까지, 이 모든 감정들이 강렬하게 너를 사로잡을 거야.

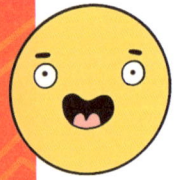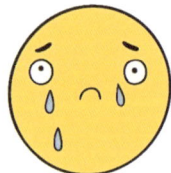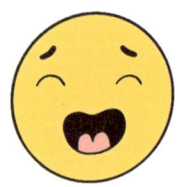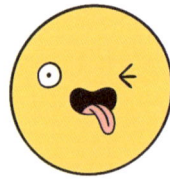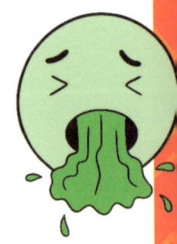

뇌 기능 향상

뇌가 발달하면서 달라지는 건 기분만이 아니야. 뇌 기능도 큰 발전이 있거든. 문제를 해결할 수 있는 능력과 분별력이 생기고, **공감 능력**도 발달해. 할머니, 동생, 혹은 친구가 어떻게 생각하고 느끼는지 더 잘 파악할 수 있게 되는 거지. 사춘기 이전에는 조금 부족했던 공감 능력과 지적 능력이 크게 도약하는 시기야.

의문 제기

이 시기에 너는 어른들, 특히 부모님이 말하는 것을 그대로 받아들이기보다는 의문을 품는 일이 많아질 거야. 이건 너의 뇌가 더 높은 수준으로 올라갔다는 걸 알려 주는 신호야. 이런 시기를 거치면서 너는 독립적으로 문제를 해결할 수 있는 어른이 되어 가는 거야.

위험 감수

위험하고 무모해 보이는 일을 하고 싶어 하는 건 십대의 특징이야. 물론 영화에나 나올 법한 극단적인 반항은 아닐 수 있어. 새로운 스포츠에 도전한다거나 실패를 두려워하지 않게 되는 것도 이런 변화 중 하나지. 학교 규칙을 어기기도 하고, 피어싱이나 머리 염색을 하기도 해. 예전에는 상상도 못 했던 일을 할 수 있는 용기가 생겨나는 거야. 좋아하는 누군가의 SNS 계정에다 글을 남기기도 하고, 데이트 신청을 하기도 하고, 심지어 사랑을 시작할 수도 있지.

가족보다 친구

사춘기에는 다른 사람이 나를 어떻게 생각하는지, 더 나아가 다른 사람이 나를 신경 쓰기는 하는지, 이런 것들을 끊임없이 고민하게 돼. 나이가 들면서 친구들 앞에서나 소셜 미디어에서 자신을 표현하고 싶은 욕구가 강해지거든.

네가 신경 쓰는 사람들의 순위가 바뀌고, 가족보다 친구들이 점점 더 중요해져. 소셜 미디어에서 친구들한테서 '좋아요'를 받으면 기분이 좋아지지만, 친척 어른이 '좋아요'를 눌렀다면 짜증이 날 수도 있지. 네가 가족이나 친구, 선생님, 부모, 다른 어른들과 관계 맺는 방식이 바뀌면서, 세상을 보는 눈도 달라지기 시작해.

성적 흥분

성적 흥분은 많은 사람들이 사춘기에 겪는 감정이야. 특정한 자극, 예를 들어 TV에서 키스 장면을 봤다거나, 학교에서 좋아하는 아이가 네 옆을 스쳐 갔다거나, 키스하는 모습을 상상했다거나 하는 식의 자극 때문에 그런 느낌이 들 수도 있고, 또 어떤 때는 아무런 이유 없이 흥분을 하기도 해. 이 모든 게 사춘기라는 패키지에 따라오는 부록 같은 것들이야. 네가 나중에 어른이 되어 실제로 하게 될 성적 행위에 대해 생각해 보고 준비하는 걸 도와주는 과정이라고 보면 돼.

또래 압력

이 시기에는 또래 친구들의 행동을 바탕으로 의사결정을 하는 일이 많아져. 이건 보호자로부터 너를 분리하고, 너만의 정체성을 확립해 가는 과정이야. 가끔은 친구가 너 대신 결정을 해 주는 것 같은 느낌이 들 때도 있지. (81쪽에 나오는 6학년 조지아의 친구들처럼 말이야.) 친구들의 영향에서 벗어나, 너만의 생각이나 감정을 알아채는 것 자체가 어려울 수도 있어. 왜냐하면 친구의 존재가 이전보다 훨씬 중요해졌거든. 가끔 또래 압력은 거스를 수 없는 막강한 힘처럼 느껴지기도 할 거야.

119쪽 더 자세히

가치관 확립

사춘기는 남은 인생을 지탱해 줄 윤리적 가치관에 대해 생각하기 시작하는 시기야. 십대가 되면 아무렇지 않게 받아들였던 부모님의 의견이나 종교적인 가치관에 의문을 품게 돼. 이 기간은 짧게 지나갈 수도 있고, 생각보다 길게 이어질 수도 있어.

    너를 둘러싼 세상을 평가하고, 의문을 품고, 새로운 경험을 하고, 결정하는 법을 배우는 등 수많은 요소들이 너의 가치관을 형성하는 데 도움을 줄 거야. 무엇이 옳고 그른지 자신만의 기준을 만들어 가는 거지. 네가 살아가는 동안 가치관은 달라질 수 있지만, 사춘기는 윤리적 가치관 형성에서 가장 중요한 역할을 하는 시기야.

사춘기+동의 = ?

사춘기에 발생하는 모든 변화들은 **동의**에 영향을 미쳐. 사춘기에 접어든 넌 다른 사람들의 생각에 쉽게 흔들리고, 겁도 없어지고, 반항심도 커지지. 이런 변화가 네 생각에 영향을 미치고, 의사결정을 흐리게 만들 수도 있어.

너는 이전에 가본 적 없는 새로운 영역으로 홀로 걸어 들어가고 있는 거야. 미지의 세계에서 너는 모든 걸 맨몸으로 부딪치며 배울 수밖에 없어.

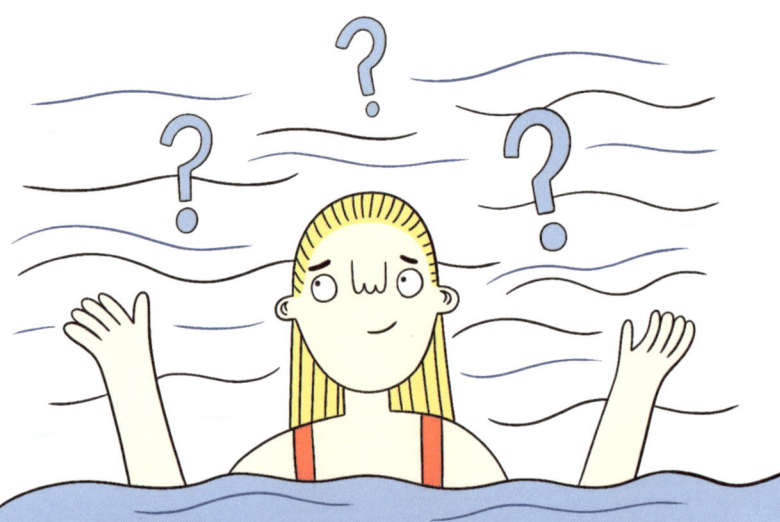

하지만 너무 겁먹지 마! 사춘기가 그렇게 나쁜 것만은 아니니까. 네가 아직은 의식하지 못할지도 모르지만, 너는 이제 **네 행동이 다른 사람에게 끼칠 영향**에 대해 생각할 수 있는 능력이 생겼어. 그건 네가 다른 사람을 어떻게 배려하고 존중해야 하는지 배우고 있다는 뜻이기도 해. 이런 배움이 너를 더 좋은 사람, 더 좋은 친구, 더 좋은 파트너가 될 수 있도록 도와줄 거야.

60쪽 더 자세히

내 몸의 주인은 나야. 근데 왜 사람들이 이래라저래라 하지?

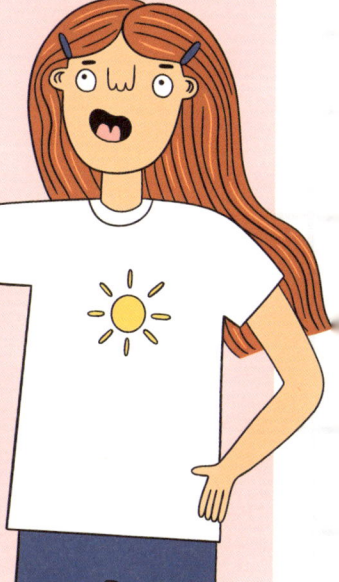

내가 대장이다!

네 몸은 네가 통치하는 나라와 같아. 네가 대통령이자, 지휘관이고, 대장이야. 그러니 다른 나라에서 네게 뭐라고 할 권리는 없지!

이건 모두에게 적용되는 법칙이야. 남자, 여자, 동양인, 서양인, 장애인, 비장애인, 키가 큰 사람, 키가 작은 사람…. 네가 어떤 특징이나 배경을 가진 사람이든 상관없어. 네 몸의 주인은 바로 너야. 때로는 자기 몸을 가누는 데 다른 사람의 도움이 필요한 사람도 있어. 그렇다고 해도 그들 몸의 주인이 다른 사람이라는 뜻이 아니야. 자기 몸의 주인은 자기 자신이지. 이걸 '신체 결정권'이라고 해.

그런데 아직 미성년자인 너는 부모님이나 다른 보호자에게서 이런저런 잔소리를 들을지도 몰라. 더 깨끗이 씻어라, 양치를 해라, 옷을 따뜻하게 입어라…. 네 몸은 네가 주인인데도 말이야.

미성년자는 자기 몸에 관련된 일이라도 부모님이나 보호자의 허락 없이는 할 수 없는 것들이 있어. 예를 들어 네가 아직 19세가 안 되었는데 피어싱을 하고 싶다면, 부모님이나 보호자한테 꼭 허락을 받아야 해. 또 드문 일이긴 하지만, 네가 응급 치료나 수술을 해야 하는 상황이라면 의사의 판단이 네 신체 결정권보다 우선할 수 있어.

학교에서는 네 취향과 상관없이 교복을 입으라고 할지도 모르고, 체육 선생님은 네 신체 능력을 향상시키기 위해서 이런저런 운동을 하라고 하겠지. 네가 병이 있거나 장애가 있다면 의사는 네 몸 관리를 위해 이렇게 해라, 저렇게 해라 조언을 할 거야. 종교 지도자는 네가 어떤 일을 할 때 종교적 신념을 바탕으로 행동하기를 바랄 거야.

하지만 잊지 마. 권위 있는 사람들이 네게 어떤 조언을 하더라도 결국 최종 결정은 네가 한다는 걸 말이야. 가끔은 이 사실을 사람들에게 일깨워 줘야 할 때가 있어. 그래서 이 책이 필요한 거지!

사람들이 꼭 알아주었으면 하는 게 있어. 휠체어를 탄 사람에게 휠체어는 단순한 탈 것이 아니라 몸의 일부분이라는 거야. 함부로 다른 사람 몸을 만지면 안 되듯이, 휠체어도 막 만지거나 밀면 안 돼. 그 사람이 허락하기 전까지는 말이야. - 니콜 리

알고 보면 단순한 건데, 이제야 말하게 되네. '내 몸은 내 거야!' 다른 친구의 것도, 부모님의 것도 아니야. 내 몸은 다른 사람이 아닌 나를 위해 존재하는 거야. 나 자신에게 이렇게 말해 주고 싶어. '네 몸의 주인은 바로 너야!' - 샐리 러그

언제쯤 부모님이
내 몸에 관한 간섭을 안 하게 될까?

짧은 대답: 시기로 표현하자면 대략 13세에서 17세 사이.

긴 대답: 사실 이건 '언제'의 문제가 아니라 '어떻게'의 문제야. 나이가 들어가면서 너는 부모님과 많은 대화와 협상을 하게 될 거야. 그런 과정을 통해 네 몸에 관한 부모님의 간섭은 점점 줄어들게 되겠지. 넌 너도 모르게 부모님께 너의 '신체 결정권'을 끊임없이 요구했을 거야. 눈썹을 정리하겠다고 한다거나, 평소와는 다른 옷을 입겠다고 한다거나, 매운 음식, 또는 채식 같은 특정 음식만을 고집할 수도 있지. 이런 모든 것들이 너의 '신체 결정권'을 표현하는 방식이야.

사춘기에 접어들면서 자기 몸에 대한 의견이 많아지는 건 자연스러운 현상이야. 그게 부모님의 생각과는 반대되는 의견일지라도 말이야.

어쩌면 부모님과 크게 충돌하는 일이 생길 수도 있어. 그것 또한 정상적인 과정이야. 부모님은 너를 먹여 주고, 따뜻하게 쉴 곳을 제공해 주고, 너를 돌보는 데 익숙한 사람들이야. 네가 작고 힘없는 아이였던 시절을 기억하니까. 부모님에게도 시간이 필요해.

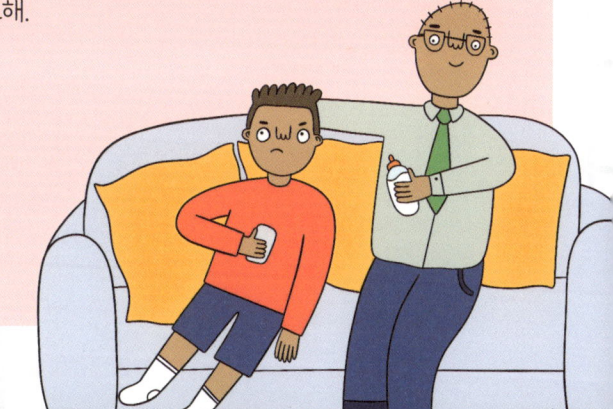

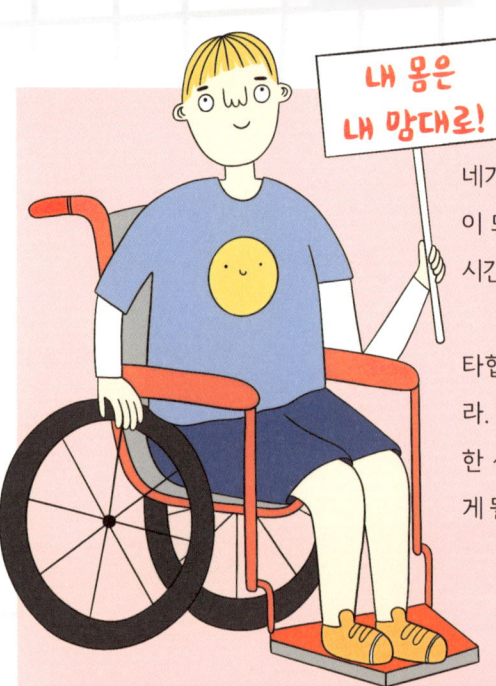

네가 더 이상 갓난아이가 아니라 성인이 되어 가는 중이라는 걸 받아들일 시간 말이야.

깊은 대화를 통해 너와 부모님이 타협할 수 있는 중간 지점을 찾길 바라. 그러다 보면 언젠가는 너의 온전한 신체 결정권을 보장받는 날이 오게 될 테니까!

열세 살 때인가, 외모에 엄청 신경을 쓰던 때였지. 테니스 레슨을 가야 하는데, 내가 청바지를 입고 나오자 엄마는 테니스 치마를 입으라고 잔소리를 늘어놓으셨어. 나는 말도 안 된다며 펄쩍 뛰었지. 그날 어찌나 심하게 말다툼을 했던지…. - 멜 케틀

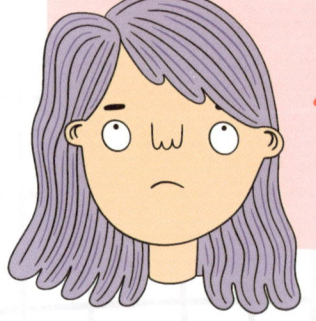

우리 아버지는 진짜 엄하셨어. 여름에 수영복 위에 티셔츠를 입게 하셨다니까. 물론 이건 아버지의 문화적 배경 때문이야. 아버지는 필리핀의 엄격한 가톨릭 집안에서 자랐거든. 하지만 나는 상대적으로 개방적인 호주에서 자랐잖아. 어릴 때는 그런 아버지의 잔소리가 너무 싫었어. - 마리사, 36세

보스는 훈련 중!

모든 사람은 존중받아야 해. 보살핌이 필요한 갓난아이조차도 말이야.

아기들은 혼자서 먹고, 씻고, 기저귀를 갈고, 옷을 입고 벗을 수 없기 때문에 반드시 누군가의 도움이 필요해. 그들은 어른보다 작고, 약하고, 자신의 의견을 표현할 힘이 없기 때문에 그들을 보호하기 위한 법도 있지. 그들이 육체적으로 돌봄이나 보호를 받는 입장이라고 해도, 우리는 그들의 몸을 존중할 필요가 있어.

예를 들어 아기를 안아 올리고 싶다면, 그 전에 아기에게 물어보는 게 좋겠지. (심지어 아기가 대답을 할 수 없는 나이라고 해도 말이야.) 포옹이나 뽀뽀를 하기 전에도 마찬가지야. 네가 어렸을 때를 곰곰이 생각해 봐. 자그마한 몸으로 거인들 사이에 둘러싸여 있던 시절을!

아기가 자기 의견을 표현할 수 있게 되거나, 자기 몸을 가눌 수 있게 된다면, 예를 들어 혼자서 화장실에 갈 수 있는 나이가 되면(대략 서너 살 무렵), 자신들의 신체 결정권에 대한 훈련을 시작할 수 있게 되겠지.

그야말로 이런 말을 할 수 있게 되는 거야. '좋아요. 내가 안아 줄게요.', '싫어요. 무릎에는 앉고 싶지 않아요.'

싫어!

존중하는 마음

존중받는 느낌이 어떤지는 너도 느껴 봤을 거야. 누군가를 존중하는 마음은 그 사람을 아끼고 배려하는 방식으로 표현돼. 그들의 신체적 안전이나, 감정들을 신경 쓰고, 그들이 아주 중요한 사람인 것처럼 대하는 거야.

어른들이 너를 존중하는 마음으로 대한다면, 너는 편안하면서도 충분히 관심을 받고 있다고 느낄 거야. 학교에서 친구들이 너를 존중하는 마음으로 대한다면, 너는 친구들에 대한 믿음이 생길 거야. 네가 화장실에 가는 동안 네 자리를 맡아 주는 사소한 일이라도 말이야.

자기 존중은 자신의 욕구와 존엄성을 스스로 챙기는 거야. 네가 너 자신에게 친절하게 대하는 거지. 네가 원하는 것과 네 감정을 중요시하고, 네 몸의 유일한 주인이 너라는 것을 아는 거야.

내가 내 몸을 가지고 무엇을 하든, 또 남에게 무언가를 요청하든 언제나 존중하는 마음을 가져야 해.

존중하는 마음은 모든 관계에서 꼭 필요해. 부모와 자식, 선생과 학생, 친구 사이, 연인 사이…. 존중은 배려하는 행동으로 드러나. 서로가 서로에게 가치 있고, 보살핌을 받을 자격이 있다는 걸 보여 주는 거지.

동의에도 존중이 필요하냐고? 당연하지! 존중하는 마음은 동의를 주고받는 모든 단계에서 우리를 올바른 길로 이끌어 줄 거야.

동의와 신체 결정권

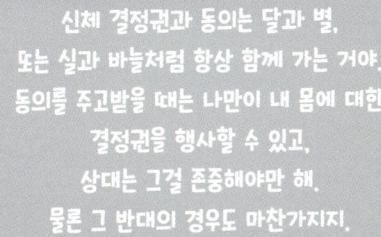

신체 결정권과 동의는 달과 별, 또는 실과 바늘처럼 항상 함께 가는 거야. 동의를 주고받을 때는 나만이 내 몸에 대한 결정권을 행사할 수 있고, 상대는 그걸 존중해야만 해. 물론 그 반대의 경우도 마찬가지지.

좋아하는 사람과 함께 있다면 손을 잡거나 안고 싶다는 생각이 들지도 몰라. 어떤 사람의 몸을 보면서 강렬한 성적 흥분을 느낄 수도 있지. 어쩌면 다른 사람이 너를 보면서 그런 감정을 느낄지도 몰라.

하지만 네 몸의 주인은 너고, 그들 몸의 주인은 그들이야.

네가 누군가의 여자 친구나 남자 친구가 된다고 해도 그들이 네 몸의 주인이 될 수는 없어. 너 또한 그들 몸의 주인이 될 수는 없지. 네가 네 몸을 가지고 뭘 하든 그들은 이래라저래라 말할 권리가 없다는 뜻이야. 네가 뭘 입고, 뭘 먹고, 어떤 행동을 하든 간에 말이야. 두 사람이 얼마나 사랑하든, 서로에게 얼마나 헌신적이든 상관없어. 우리 몸의 주인은 우리 자신밖에 없어.

이건 네가 온라인에서 사진을 공유할 때도 마찬가지야. 네 몸과 관련된 모든 행위에는 네 허락이 필요해. 네가 그 사람과 어떤 관계에 있든 넌 그걸 거절할 권리가 있어.

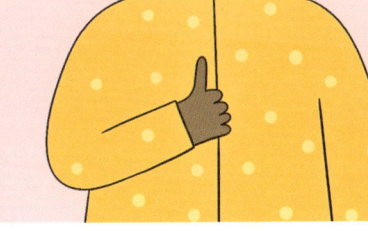

정해진 규칙 따르기 그리고 배려하기

네 몸의 주인은 너지만, 항상 네가 하고 싶은 대로만 행동할 수는 없어. 네 행동이 너 자신을 포함해서 사람들을 위험하게 할 가능성이 있다면 누군가 너의 행동을 저지하게 될 거야. 그건 불합리한 요구가 아니야.

이런 규제는 너의 안전에 대한 걱정에서 나오는 경우가 많아. 만약 네가 높은 나무에서 뛰어내리려고 한다거나, 건강을 해칠 만큼 무리한 다이어트를 한다거나, 무단횡단을 한다면 주변에서 뭐라고 하겠어? 그들은 네가 다치거나, 혹은 네가 다른 사람을 다치게 하는 걸 막고 싶은 거야. 이런 경우는 그들도 네 몸에 대해 뭐라고 말할 자격이 있는 거지.

때로는 모두에게 적용되는 법을 만들어서 사람들의 행동을 규제하기도 해. 예를 들어 감염병이 유행할 때는 마스크를 꼭 쓰게 한다거나, 다른 사람을 때리는 걸 불법으로 정해 놓는다거나.

법으로 정해져 있지 않더라도 네 배려 없는 행동이 다른 사람에게 피해를 준다면 사람들은 네 행동을 비난하거나 저지할 거야. 예를 들어 공연장에서 신난다고 마구 뛰다 보면 너도 모르는 사이에 다른 사람과 부딪칠 수도 있고, 심한 경우 누군가를 다치게 할 수도 있어. 좁은 길에서는 친구들과 나란히 걷지 말라는 잔소리를 들을지도 몰라. 너의 행동이 다른 사람들이 길을 지나는 데 방해가 될 테니까 말이야.

가끔은 이런 규칙들을 지키면서 생활하는 게 귀찮고 짜증 날 수도 있어. 재미도 별로 없지. 하지만 곰곰이 따져 보면 이런 규칙들을 통해 너와 다른 사람들이 모두 안전한 생활을 할 수 있다는 걸 깨닫게 될 거야. 그럼 그런 요구들이 공정하고 합리적이라는 생각이 들지.

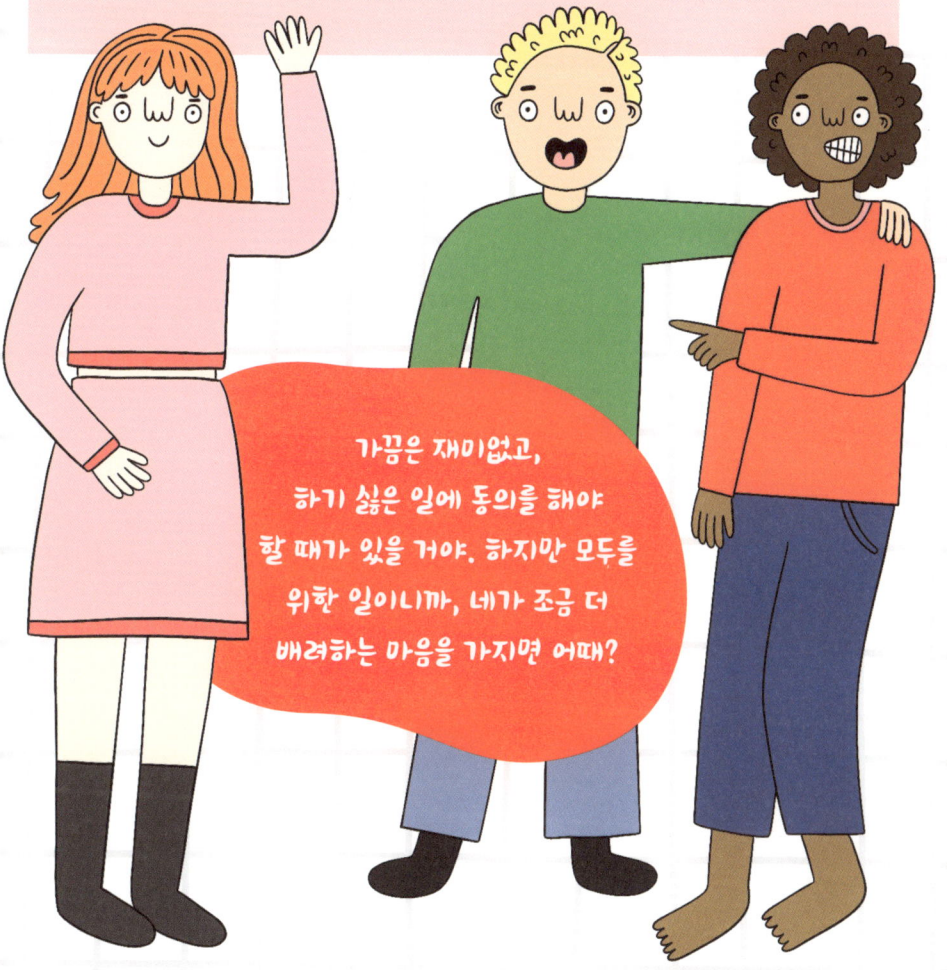

가끔은 재미없고, 하기 싫은 일에 동의를 해야 할 때가 있을 거야. 하지만 모두를 위한 일이니까, 네가 조금 더 배려하는 마음을 가지면 어때?

사춘기, 신체 결정권 그리고 신체 접촉

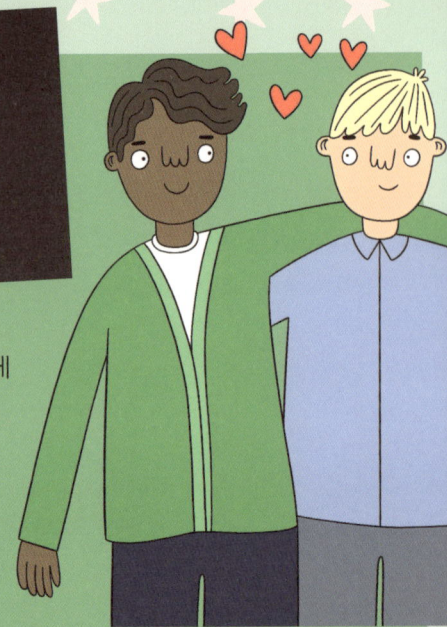

사춘기가 시작되면 다른 사람과의 신체 접촉에 관심이 많아져. 이전까지와는 다른 새로운 **육체적 소통** 방식에 눈을 뜨게 되지.

신체 접촉은 인간에게 없어서는 안 되는 중요한 행위야. 물론 우리가 날마다 하는 많은 신체 접촉은 성적인 것과는 거리가 멀어. 친한 친구와 어깨동무를 하거나, 동생을 안아 줄 때 우리는 따뜻하고 다정한 기분을 느껴. 또 엄마가 네 머리를 빗겨 준다거나, 친구와 하이파이브를 한다면 기분이 좋아지겠지?

하지만 어느 순간, 신체 접촉이 너에게 새로운 의미로 다가올 때가 있을 거야. 왠지 이유를 설명할 수는 없지만, 갑자기 누군가의 무릎에 앉는 것이 어색하고 부적절하게 느껴진다거나, 동생이나 친구들과 장난으로 몸싸움을 하는 게 이상해졌다거나…. 이와 같은 감정 변화는 네가 조금씩 성장하고 있다는 증거야.

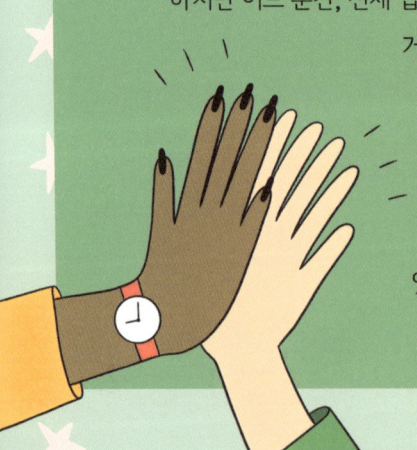

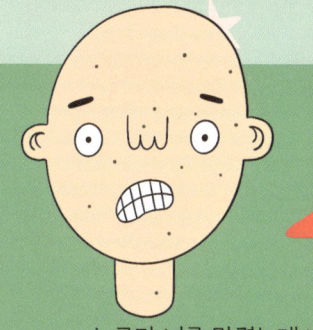

> 나는 장애가 있어서 사람들이 내 말을 못 알아들을 때가 많아. 그래서 종종 엄마를 불러서 말을 전달해 달라고 해. 하지만 내 모든 말을 엄마가 대신할 수는 없잖아. 가끔은 내가 하고 싶은 말은 직접 하고 싶어.
> – 스텔라, 21세

누군가 너를 만졌는데 네가 그걸 의식하거나, 혹은 네가 다른 사람을 만졌는데 그들의 기분이 어떤지 궁금하다면, 이제 동의와 신체 접촉에 대해 생각해야 할 시기가 온 거야.

운이 좋다면 너는 좋아하는 사람과 손을 잡거나, 포옹을 하거나, 데이트를 하게 될지도 몰라. 그런데 이때 기억해야 할 것이 있어. 바로 너의 신체 결정권이야. 손잡기가 되었든 포옹이 되었든, 이 모든 행위들은 오직 네가 원할 때만 일어나야 해. 다시 말해 네가 동의하기 전에는 누구도 네게 이런 행동을 할 수 없다는 거야.

물론 반대의 상황도 마찬가지야. 네가 누군가를 만졌고, 그들이 그걸 좋아한다고 해도, 그들의 신체 결정권이 사라지는 건 아니야. 모든 사람은 자기 몸의 결정권을 가지고 있어. 그들은 언제든 원한다면 멈추라고 말할 수 있고, 그 자리를 떠날 수도 있지. 그들은 그럴 권리가 있으니까.

> 가족들에게 고한다. 나는 엄마가 포옹을 안 했으면 좋겠다! 가족들과 하는 이런 애정 표현이 나는 너무 불편하다! – 주크, 17세

누군가 날 만지는 게 싫을 때

특별한 **이유 없이**도 누군가와의 신체 접촉이 싫을 수 있어.

일상적인 상황에서도 이런 일들은 많이 일어나. 길거리에서 모르는 사람이 거의 부딪치듯 지나간다거나, 가게 점원이 네 팔을 잡아끈다거나…. 노골적인 신체 접촉이나 폭력적인 행동이 아니더라도 네가 싫다면 그만두라고 말할 권리가 있어. 누군가 네 팔이나 어깨를 만지는 데 불쾌한 기분이 든다면 강하게 싫다고 말해도 돼.

그 사람의 **의도**가 어떠했든 네가 신경 쓸 필요는 없어. 네 어깨를 함부로 만진 사람이 너에게 이렇게 말할지도 몰라. '난 그냥 네 어깨에 묻은 먼지를 털어 주려고 했을 뿐이야.' 그들의 말이나 의도에 상관없이 네 기분이 나빴다면 넌 그만하라고 말할 권리가 있어.

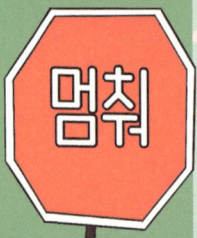

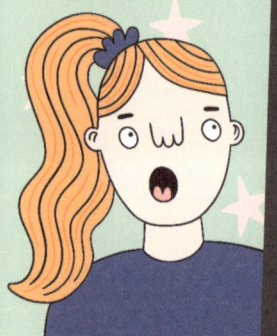

어느 날, 버스 정류장에 서 있는데 낯선 남자가 날 만지려고 했어. 그는 내게 길을 물어봤고, 내가 지도를 보느라 그 사람 쪽으로 몸을 기울이자, 내 어깨에 팔을 둘렀어. 나는 '만지지 마세요!'라고 외치며 옆으로 비켜섰어. 그랬더니 이 남자가 불쾌한 듯 눈을 동그랗게 뜨고는 날 쳐다보는 거야. 눈으로 이런 말을 하는 듯했지. '왜 이래? 내가 뭘 어쨌다고?' 나를 완전 이상하다는 듯이 봤어. 그러거나 말거나 그 남자의 반응은 내 알 바가 아니야. 솔직히 웃음이 나더라. '네가 내 손길을 싫어한다고?' 뭐 이런 거잖아. 나 참, 기가 막혀서. 아무튼 난 내 신체 결정권을 지켜서 기뻤어. - 유미

신체 접촉을 피하고 싶을 때 네가 할 수 있는 가장 쉬운 방법은 그 사람에게서 멀어지는 거야. 대부분의 사람들은 이런 제스처가 뭘 의미하는지 알 거야. 아님 소리 내어 말하는 방법도 있지. '만지지 마세요!', '뭐 하는 거예요?' 이런 말들은 그들의 행동이 이상하다는 것을 상기시키는 효과가 있거든. 네 몸과 관련해서 너는 누구에게도 빚진 게 없어. 그러니까 당당하게 행동해.

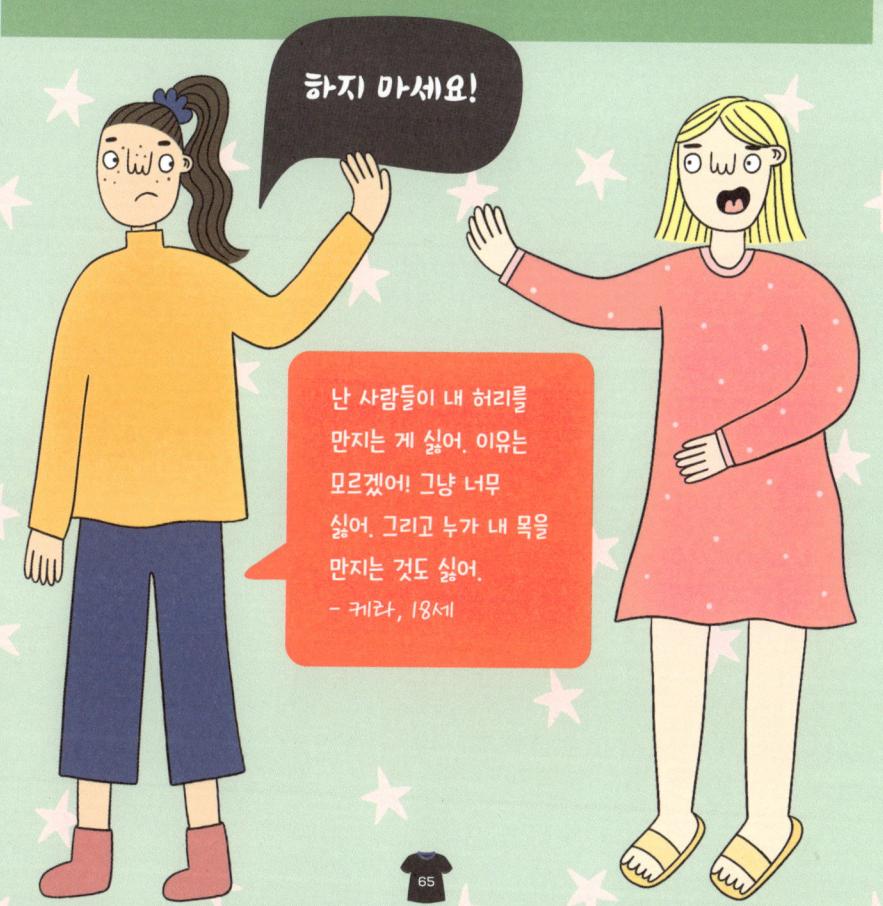

하지 마세요!

난 사람들이 내 허리를 만지는 게 싫어. 이유는 모르겠어! 그냥 너무 싫어. 그리고 누가 내 목을 만지는 것도 싫어.
- 케라, 18세

불평등한 대우

너도 아마 알 거라고 생각해. 세상에는 상대에 따라 다른 기준을 적용하는 사람들이 있다는 걸 말이야. 종종 이런 '차별'은 상대방을 위한 '배려' 혹은 '기대'라는 말로 포장되기도 해.

슬픈 영화를 보고 우는 남자를 남자답지 못하다고 놀린다거나, 남자가 축구를 하면서 소리를 지르는 건 괜찮지만, 여자가 그러는 건 별로 매력적이지 않다고 생각한다거나…. 모두 차별의 사례가 될 수 있어.

차별은 보통 사회적으로 약한 사람들에게 일어나. 어린이, 노인, 여자, 장애가 있는 사람, 소수 민족 등…. 물론 요즘에는 많이 바뀌고 있긴 하지만, 여전히 나이에 따라, 성별에 따라, 육체적인 능력에 따라, 인종에 따라 서로 다른 잣대들이 적용되곤 해.

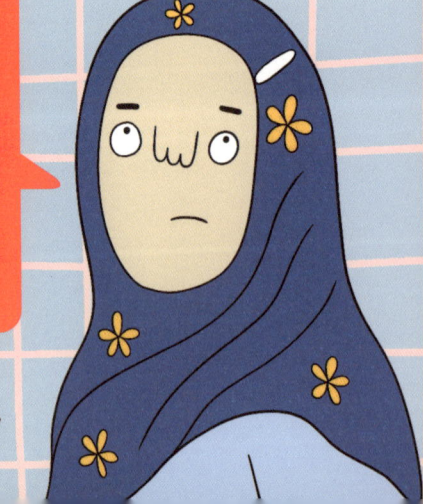

무슬림 여성은 머리나 목을 가리기 위해 쓰는 히잡에 대해 너무나 많은 말들을 들어야 해. '제발 그것 좀 벗어라!'라고 외치는 인종 차별주의자는 말할 것도 없고, '히잡은 이렇게 쓰는 거야.'라며 잔소리를 늘어놓는 보수적인 무슬림까지 모두들 한마디씩 하지.
- 암나 하산

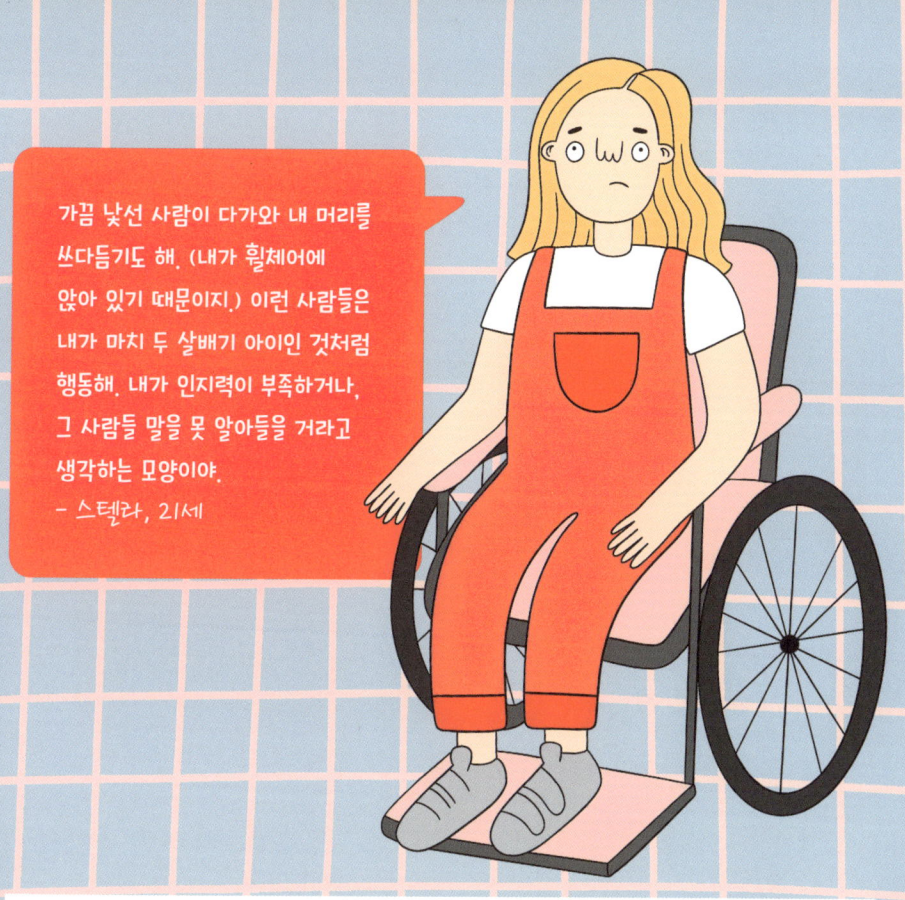

전 세계적으로 여성들은 몸과 관련해서 이렇게 해라, 저렇게 해라 요구를 많이 받는 편이야. 같은 상황이라도 남자들에게는 잘 하지 않는 요구들이지. 옷은 어떻게 입어라, 큰 소리로 떠들지 마라, 조신하게 걸어라….

　　외적인 아름다움에 대한 잣대와 '착한 여성'이라는 편협한 관념이 일부 사람들에게 이런 말도 안 되는 잔소리를 해도 된다는 인상을 주고 있어.

특히 장애인, 소수 민족 등 사회적인 약자는 신체 결정권을 침해당할 확률이 아주 높아져.

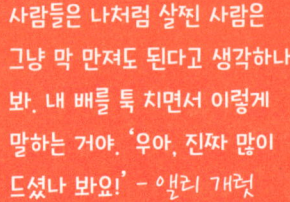

나는 그냥 내 갈 길을 가고 있는데, 모르는 남자들이 이렇게 말한 적이 있어. '좀 웃어 봐요!' - 더디, 16세

사람들은 나처럼 살찐 사람은 그냥 막 만져도 된다고 생각하나 봐. 내 배를 툭 치면서 이렇게 말하는 거야. '우아, 진짜 많이 드셨나 봐요!' - 앨리 개럿

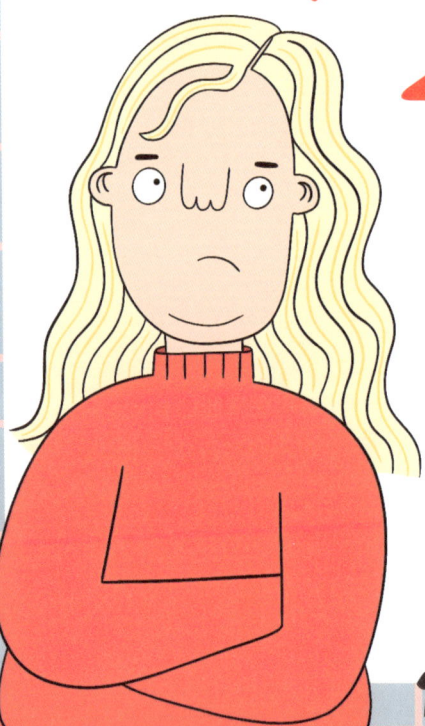

자, 확실하게 짚고 넘어가자. 신체 결정권은 나이, 성별, 문화, 능력, 재산에 상관없이 우리 모두에게 똑같이 주어지는 중요한 권리야. 하지만 슬프게도 차별은 언제 어디서나 일어날 수 있지. 그러니까 네가 스스로 힘을 키우고 이렇게 소리 내어 말할 수 있어야 해!

'내 몸의 주인은 나야!'

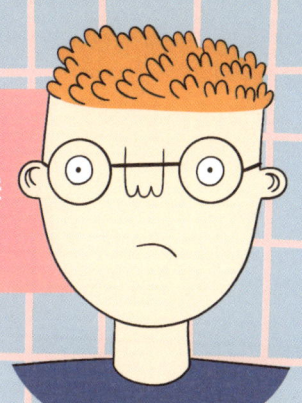

다른 문화, 다른 의미

우리의 성장 배경은 모두 다르고, 가치관도 달라. 어떤 사람한테는 괜찮은 일이 다른 사람에게는 폭력적인 일이 될 수도 있지. 가끔 다른 문화권에서 온 사람들이나, 자기와 달라 보이는 사람들의 신체 결정권은 무시해도 된다고 생각하는 사람들이 있어. 그건 분명한 차별이고, 절대로 해서는 안 되는 일이야.

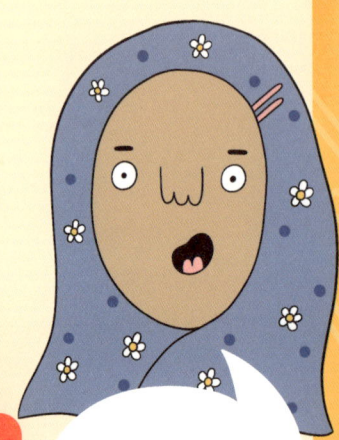

다르다고 함부로 만지지 마세요!

내 남동생은 자폐증이 있는데, 누가 자기를 만지는 걸 싫어해. 하지만 난 동생을 만나러 갈 때마다 그 아이를 꼭 안아 주고, 뽀뽀를 퍼부었지. 그럴 때마다 동생은 움찔 놀라면서 뒤로 물러났어. 내가 그러는 게 싫었던 거야. 그래도 난 이렇게 생각했어. '이건 동생을 위한 거야. 난 동생에게 사람들이랑 교류하는 방법을 가르쳐 주는 거야. 동생이 신체 접촉에 적응할 수 있게 내가 도와주어야 해.' 하지만 나중에야 알았어. 내가 나의 가치관을 동생에게 강요하고 있었다는 걸 말이야. - 익명

장애가 있는 여성으로서 내가 싫다고 말할 때, 사람들은 내 거절을 존중하지 않을 때가 많아. - 재클린 그린

우리 문화권에서 누군가의 머리를 만지는 건 상당히 무례한 행동이야. 귀엽다고 아기 머리를 쓰다듬는 정도는 예외일지도 모르지만, 나도 누가 내 머리를 만지는 건 싫어. 누가 그러려고 한다면 재빨리 피하면서 싫다는 의사 표현을 할 거야. - 유미

어느 날, 누군가 불쑥 다가와서 이렇게 말했어. '머리칼이 정말 아름답군요.' 그러면서 내 머리를 마구 만지는 거야. 난생처음 보는 사람의 머리를 그렇게 만져도 된다고 생각하나 보지? 난 동물원의 동물이 된 듯한 기분이 들었어. 내 머리는 검고, 곱슬곱슬하고, 숱이 풍성해. 나는 내 머리칼이 마음에 들지만 가끔 이렇게 성가시게 구는 사람들 때문에 묶고 다녀야 하나 생각을 하기도 해. - 멜리

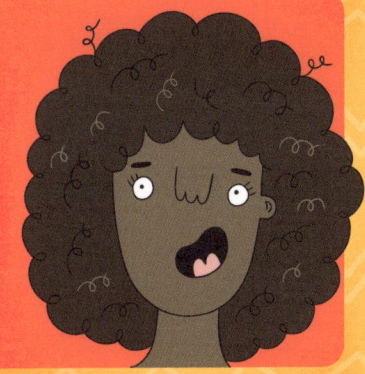

장애가 있는 사람은 마치 공공재가 된 것 같은 기분을 느낄 때가 많아. 그냥 다른 사람들처럼 악수를 하자고 해도 되잖아. 왜 내 머리에 손을 올리고, 어깨를 토닥이는 거야? 휠체어를 잡고 내가 못 움직이게 하거나, 앞에 쪼그리고 앉아서는 내 무릎에 손을 올리는 사람도 있어. 난 정말 궁금해. 그 사람들이 비장애인한테도 똑같이 행동할까? - 니콜 리

나를 향해 다가오는 손을 봤어. 나는 재빨리 머리를 피하면서 말했지. '왜 이러세요? 제가 인형인 줄 아세요?' 그는 놀란 표정을 지었어. 내가 말했어. '제가 언제 당신 머리 만져도 되냐고 물어본 적 있나요?' 그가 대답했어. '아뇨. 하지만 제 머리칼은 당신처럼 멋있지 않잖아요!' 내가 말했지. '이건 제 머리카락이고, 그렇게 만지는 건 정말 무례한 행동이에요. 특히 지금처럼 물어보지도 않고 함부로 만지는 건요!' - 폴라 벡스터

사람들은 내 피부에 대해 말을 많이 해. 내가 동양인이기 때문이야. 그게 난 좀 불편해. 내가 동양인이라서 받는 질문은 이것뿐만이 아니야. - 아눅, 18세

나는 말레이시아의 작은 마을에서 자랐어. 우리 엄마는 하얀 피부에 밝은 오렌지빛 머리칼을 지녔어. 거리를 걸으면 낯선 사람들이 와서 엄마의 피부를 만져 보곤 했어. 그런 피부는 처음 본다고 신기해했지. 물론 엄마는 엄청 불편해 했어. 엄마랑 비슷한 사람들이 많이 사는 시드니 외곽에서는 절대 일어나지 않을 일이지. - 멜리사

경계는 어떻게 설정할까?

경계를 설정한다는 건 말이야. 네가 사람들에게 이렇게 말하는 거야. '여기까지가 내가 정한 선이거든요? 그러니까 넘어오지 마세요.' 경계라는 건 '좋음'과 '싫음'의 한계선이라고 보면 돼.

경계는 신체 결정권과는 달라. 경계는 나이가 들면서 바뀔 수 있거든. 예를 들어, 아이 때는 아무렇지 않게 발가벗고 뛰어놀던 사람도 어른이 되면 생각이 바뀔 수 있어. 스스로 허용할 수 있는 범위가 달라지는 거야.

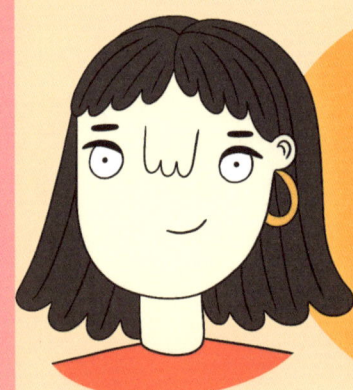

신체적인 문제뿐만 아니라, 윤리적, 감정적, 정신적인 면에 있어서도 너는 경계선을 설정할 수 있어.

너의 경계를 정하고, 그걸 사람들에게 이해시키는 건 아주 중요해. 네가 원하는 방식으로 사람들이 너를 대할 수 있도록 알려 주는 거니까.

십대가 되면 보통 부모님이나 가족으로부터 분리된, 독립적인 공간을 갖고 싶어 하지. 그러면서 서서히 물리적, 또는 정신적인 경계를 만들어 나가기 시작하는 거야. 예를 들어 볼게. 넌 아마 부모님이 네 방문을 벌컥 열고 들어오는 게 싫을 거야. 그래서 부모님에게 들어오기 전에 노크를 해 달라고 말했겠지. 또 네가 없는 방에 함부로 들어가지 말라고도 말했을 거야.

또 가족들이 네 휴대 전화 만지는 게 싫을 수도 있어. 네가 뭔가를 숨기는 것이 있어서가 아니라, 그냥 그건 네 거니까. '허락 없이 내 휴대 전화 만지지 마.' 이런 게 바로 네가 정한 경계라는 거야. 개인적인 일을 온라인이나 오프라인에서 얼마나 공유할지 고민하는 것도 경계를 정하는 일이야. 생리 기간, 수염 깎는 법을 배운 것, 네가 좋아하는 사람, 얼굴에 난 여드름, 욕실에서의 버릇 등….

이런 얘기들을 쉽게 하는 사람들도 있고, 절대 하지 않는 사람들도 있어. 사람마다 경계가 다르니까.

도덕적 가치관에 있어서도 우리는 경계를 정해야 해. 물론 이런 건 파악하는 데 시간이 조금 걸릴 수도 있어. 어쨌거나 넌 이런 생각들을 하게 될 거야. '난 절대 도둑질은 안 할 거야.' '나와 다르다고 놀리는 건 나쁜 행동이야. 절대 하지 말아야지.'

네가 정한 경계선을 사람들한테 이해시키는 것도 연습이 필요해. 누군가 경계선을 넘었다는 생각이 들면 어떻게 할래? 소리를 지르거나 문을 쾅 닫는 방식으로 표현할 수도 있고, 경험이 많아지면 좀 더 침착하게 네 경계를 설명하는 방법을 찾게 될 거야.

노크 먼저!

내 앞에서 차별적인 단어를 쓰거나, 혐오 발언을 하는 것은 정말 참을 수 없어.
- 아눅, 18세

나의 경계는 어디쯤에 있을까?

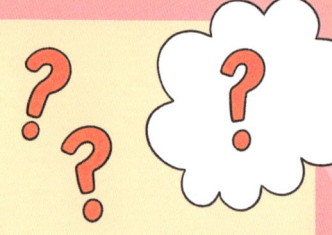

네가 정한 경계선을 사람들에게 설명하기 전에 할 일이 있어. 그건 바로 네 경계가 정확히 어디에 있는지 알아내는 거야. 쉬워 보이지만 은근 까다로운 일이 될 수도 있어. 생각보다 네 생각을 흐트러뜨리는 방해꾼이 많거든. 친구들이 하자고 하니까, 혼자 튀고 싶지 않아서, 그냥 재미있어서…. 여러 가지 상황들이 평소라면 하지 않았을 일, 또는 시간을 두고 곰곰이 생각했다면 하지 않았을 일에 동의하게 만들 수도 있어.

그러니까 평소에도 네 경계에 대해 생각해 보는 것이 좋아. 급박한 상황이 아닐 때, 편안하게 앉아 조용히 생각할 수 있는 여유가 있을 때면 더 좋겠지.

옳고 그름의 편견 없이 네가 네 경계에 대해 생각해 볼 수 있도록 몇 가지 목록을 줄게. 혼자서 가만히 생각해 보면 네 경계가 어디에 있는지 파악하는 데 도움이 될 거야. 물론 이건 예시일 뿐이니까 언제든 너만의 문장을 추가해도 돼.

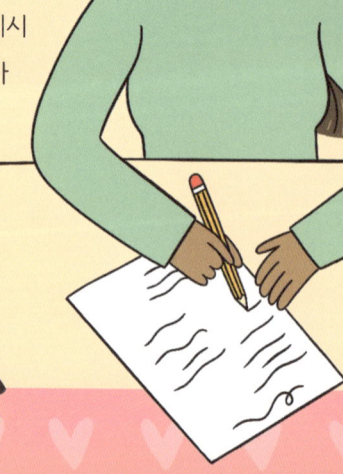

> 나는 절대 노숙인을 조롱하지 않을 거야. 그들 모두에게는 집을 잃게 된 어쩔 수 없는 사연들이 있을 테니까.
> - 재클린 그린

- 나는 내가 좋아하는 사람이 아니면 데이트하고 싶지 않다.
- 나는 누구라도 발가벗고 있는 걸 보고 싶지 않다.
- 나는 내 몸을 누구에게도 보이고 싶지 않다.
- 나는 우리 가족이나 친한 친구하고만 포옹을 한다.
- 나는 모르는 사람과 온라인에서 성적인 얘기를 하지 않는다.
- 나는 사랑할 준비가 되어 있다.
- 나는 누군가의 몸무게에 대해 부정적인 표현을 하지 않겠다.
- 내가 만약 누군가를 사랑한다면 키스 이외의 것들도 기꺼이 하겠다.
- 나는 학교를 졸업하기 전에 누구와도 사귀지 않겠다.
- 나는 엄마에게 말할 수 없는 일이라면 하고 싶지 않다.

    평소 이런 것들에 대해 생각해 보고, 어떻게 행동하면 좋을지 결정을 해 놓으면 나중에 큰 도움이 될 거야. 갑자기 상황이 닥치거나, 누가 네게 압력을 주어도 흔들리지 않고 옳은 결정을 할 수 있게 되는 거지.

    물론 네 대답은 시간이 흐르면서 바뀔 수 있어. 그러니까 <u>스스로에게 자주 물어봐야겠지?</u> 우리는 친구들의 행동에 영향을 많이 받아. 특히 우리보다 경험이 많은 친구라면 더 의지하게 되지. 그럼에도 스스로에게 가장 좋은 것이 무엇인지 잘 알고 있는 건 자기 자신이라는 것을 잊지 마.

경계가 바뀔 때

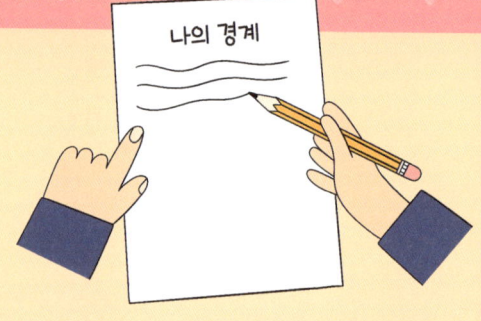

앞에서 말했듯이 나이가 들면 네 경계도 바뀔 수 있어. 전에는 아무렇지 않게 했던 행동이 갑자기 불편해지는 경험을 하게 될 거야. 너조차 의식하지 못한 채 경계가 바뀌는 경우 너는 물론 네 주위 어른들도 눈치채지 못할 수 있어!

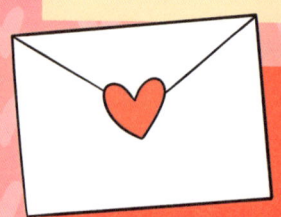

돌리 박사의 시시콜콜 상담실

"초등학교 때 친한 친구가 세 명 있었어요. 2학년 때부터 날마다 몰려다니며 많은 시간을 함께 보냈죠. 그런데 언젠가부터 내 안에서 뭔가가 바뀌기 시작했어요. 아마도 5학년이나 6학년 때였던 것 같아요. 다 같이 수영장에 놀러 간 날이었는데, 몰리네 엄마가 우리더러 샤워를 같이 하라고 했어요. 물을 아끼려고 그랬던 거죠. 다른 세 명은 바로 옷을 벗고 샤워장으로 들어갔는데, 나는 그 애들 앞에서 옷을 벗고 싶지 않았어요. 사실 처음 있는 일도 아니었어요. 몇 년 동안 같은 욕조를 써 왔단 말이에요. 그런데 갑자기 그런 기분이 든 거예요. 전 완전 당황했어요. 이런 상황에서 싫다는 말을 어떻게 해야 할지 몰랐거든요." - 한나

한나가 왜 당황했을까? 그건 한나도 자기의 경계가 바뀐 걸 처음 경험했기 때문이야. 그러니 친구들한테 설명하기는 더 어려웠겠지? 충분히 그럴 수 있어. 한나가 이럴 때 할 수 있는 말들을 예로 들어 볼게.

★ '이런! 갑자기 너희들 앞에서 옷을 벗으려니까 기분이 이상하다…. 난 너희 다 씻고 나면 나중에 혼자 샤워할게.'

★ '얘들아, 나 지금 너무 부끄러워. 오늘은 샤워 안 할래. 나는 이따가 따로 하거나 집에 가서 샤워해도 될까?'

★ '늘 하던 일이라 나도 이런 말하기 조금 당황스럽지만, 나 이제 사람들 앞에서 알몸이 되는 게 불편해! 정말 미안해!'

★ '얘들아, 나 할 말이 있어. 이제부터는 사람들 앞에서 절대 옷을 벗지 않을 거야. 너희들 앞에서도!'

★ '고맙지만, 나는 싫어.'

★ 화제를 바꾸거나 대답을 아예 하지 않기.

한나처럼 이전에는 별로 생각해 본 적이 없는 영역에서 새로운 경계가 생겨날지 몰라. 그 전에는 아무렇지도 않았던 일인데, '싫다'는 말을 해야 할지도 모르고, 또 반대로 네가 예전에는 해 본 적도 없는 일에 '좋다'는 말을 하게 될지도 모르지!

이유 말하기, 혹은 말하지 않기!

음악 축제에 가면 꼭 두 팔을 활짝 벌리며 포옹을 하려고 하는 사람들이 있어. 나도 처음에는 그냥 받아들였어. 무례하게 굴고 싶지 않았으니까. 음악 기자로서 사람들이랑 친하게 지내는 것도 내 일이라고 생각했거든. 하지만 내가 그 포옹을 받아들이는 순간 내가 감당해야 하는 것들이 뭐였는지 알아? 땀에 절어 냄새나고 축축해진 그 사람의 몸이었어. 토할 것 같았지. 어떤 사람은 한번 안으면 거머리처럼 떨어질 줄을 몰랐어. 그리고 나는 마침내 깨달았어. 내가 축제에서 사람들이랑 포옹하는 걸 싫어한다는 사실을 말이야. 경계를 설정하는 건 언제나 단호하게 거절하는 일이었어. 그건 협상을 하거나 양보를 할 수 있는 일이 아니었지. - 유미

이 말은 우리가 이 책에서 가장 좋아하는 말이야.
'네가 어떤 선택을 하든 사람들에게 그 이유를 설명하거나 이해시킬 필요 없어!'
그리고 가끔은 그러는 편이 더 나을 때도 있어.

> 난 누굴 따라 한 적이 없어. 항상 내 의견을 당당히 말했지. - 재클린 그린

1 가끔은 네 안에 있는 도덕이라는 나침반이 '싫어'라고 말할 때가 있을 거야. 이유는 정확히 알 수가 없지. 나침반이 자세한 걸 설명해 주지 않으니까. 직감이란 게 원래 그렇잖아. 논리적으로 말하기가 어려워. 그러니까 굳이 이유를 말하지 않아도 돼.

2 네가 말한 이유가 그 사람에게 논쟁거리를 던져 줄 수도 있어. 예를 들어 네가 이렇게 말했다고 가정해 보자. '안전하지 않은 것 같아서, 당신과 함께 갈 수 없어요.' 그럼 그들이 이렇게 말할 수도 있어. '오, 넌 안전해! 이 길은 가로등도 훤하고, 나는 심폐 소생술도 할 줄 알아. 그러니까 넌 진짜 안전해!' 오히려 이유를 대는 것이 네가 한 거절을 약화시키는 결과를 낳을 수 있어. 그러니까 하기 싫은 일에는 그냥 '하기 싫어!'라고 대답하는 것만으로도 충분해.

> 내가 싫다고 말하면 사람들은 '그런데 말이야…' 이러면서 나를 설득하려고 해. 진짜 귀찮아. 십대라서 의견이 무시당할 때가 많은 것 같아. -탄스, 15세

자기 인식 = 행동하기 전 감정+생각

동의와 자기 인식

동의는 보통 우리의 **행동**과 관련이 있어. 동의란 어떤 행동을 하거나, 하지 않는 것에 의견을 표현하는 것이니까. 하지만 우리의 행동은 **감정**과 복잡하게 얽혀 있어. 때로는 우리의 감정이 어떤 말을 하고 있는지 들어 줄 필요가 있어.

그걸 '자기 인식'이라고 해. 네 감정이 어떻게 변하는지, 네가 생각하고 행동하는 방식이 어떻게 바뀌는지 알아차리는 거야.

선생님이나 부모님한테서 이런 말을 들어 본 적이 있을 거야. '생각하고 행동해!' 사실 네가 실제로 해야 하는 일은 이거야. '네 감정이 어떤지 먼저 알아채고, 생각하고, 행동하라.'

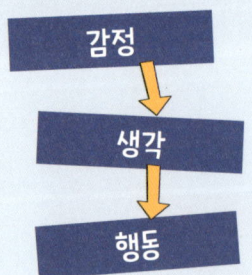

자기 인식의 모든 단계가 잘 이뤄졌을 때 가장 적절한 동의를 할 수 있어.

하지만 감정을 알아차리는 게 쉽지 않을 때도 있어.

조지아의 이야기

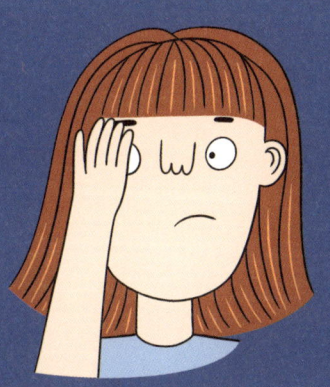

6학년 때 좋아하던 애가 있었어. 어느 날 우리 반 애들이 나한테 그 애와 짝을 하라고 정해 주는 거야. 그건 내 의견도, 그 애의 의견도 아니었지. 나는 내가 좋아하는 애와 짝이 되는 게 부끄러웠어. 한편으로는 신나고 재미있었지만, 다른 한편으로는 어색해서 미칠 것 같았지. 온갖 감정이 내 안에서 들끓는 기분이었어.

내 안의 감정 VS 주위의 압력

감정과 생각은 함께 움직일 때가 많아. 어떤 감정이 강렬해지거나, 뭔가를 해야 한다는 압박감을 느끼면 이런 감정들이 우리의 행동을 이끌도록 내버려 두는 경향이 있어. 잠시 멈추어 몸의 반응을 살피고, 무슨 일이 일어나고 있는지 생각하려 들지 않는 거야. 스트레스가 우리 뇌의 회로를 짧게 만들고, **생각**하는 대신에 먼저 행동을 하라고 부추기거든.

> 119쪽 더 자세히

남들이 나에 대해 어떻게 생각할까 걱정하는 건, 우리의 결정에 나쁜 영향을 줄 수 있어. '사람들을 기쁘게 하려면 내가 이걸 해야겠지?'라거나 '내가 이걸 하면 사람들이 나를 더 좋아할 거야.'라는 믿음이 '웩! 난 싫어!' 이런 너의 감정을 덮어버릴 때가 많거든. (십대로 사는 건 정말 괴로운 일이야!)

이런 순간이 오면 네 깊은 내면을 들여다볼 수 있도록 노력해 봐. 스스로에게 물어봐. '내가 원하는 걸까? 이걸 하면 내가 행복해질까? 내가 지금 겁을 먹었나? 잘난 체를 하고 싶은 건가? 억지로 친구들한테 맞춰 주고 있나?'

잊지 마. 답을 아는 사람은 오직 너밖에 없다는 걸 말이야. 겪어보지 못한 상황을 맞닥뜨리거나, 감정이랑 생각이 서로 반대된다면 더 혼란스럽겠지.

조지아는 이런 생각을 했을 거야. '내가 좋아하는 애와 짝이 되다니 너무 신난다.' 또 한편으로는 이런 생각도 했겠지. '이 애를 좋아하는 걸 들키고 싶지 않아.' 서로 상반되는 감정이지만 조지아에겐 둘 다 진심이었을 거야.

조지아는 그 친구와 짝이 되고 싶은 마음과, 동시에 되고 싶지 않은 마음이 한데 엉켜 있었어. 그래서 자기가 이상해 보일까 봐 걱정을 했던 거지.

스트레스와 흥분, 두려움 속에서 네 진짜 감정을 알아차리는 건 쉽지 않은 일이야. 하지만 네가 꼭 배워야 할 중요한 기술이기도 해.

내가 뭘 하면 좋을지 어떻게 알 수 있을까?

자, 이제부터는 '**생각**'을 해야 해.

네가 앞으로 하려는 일의 장점과 단점을 저울질해 보고, 너에게 맞는 답이 뭔지 알아내는 거야. 머릿속으로 상상해 봐도 되고, 실제로 목록을 만들어 봐도 돼. 중요한 건 **결말**을 최대한 두루 살펴보는 거야. 그렇게 하면 너에게 맞는 답을 찾는 데 큰 도움이 될 거야.

갑작스러운 상황에 당황했다면 이렇게 말해도 괜찮아. '잠깐만, 생각할 시간이 필요해.' (반드시 천천히 생각하는 단계가 필요해. 이 단계를 건너뛰면 경솔한 결정을 내릴 수도 있어!)

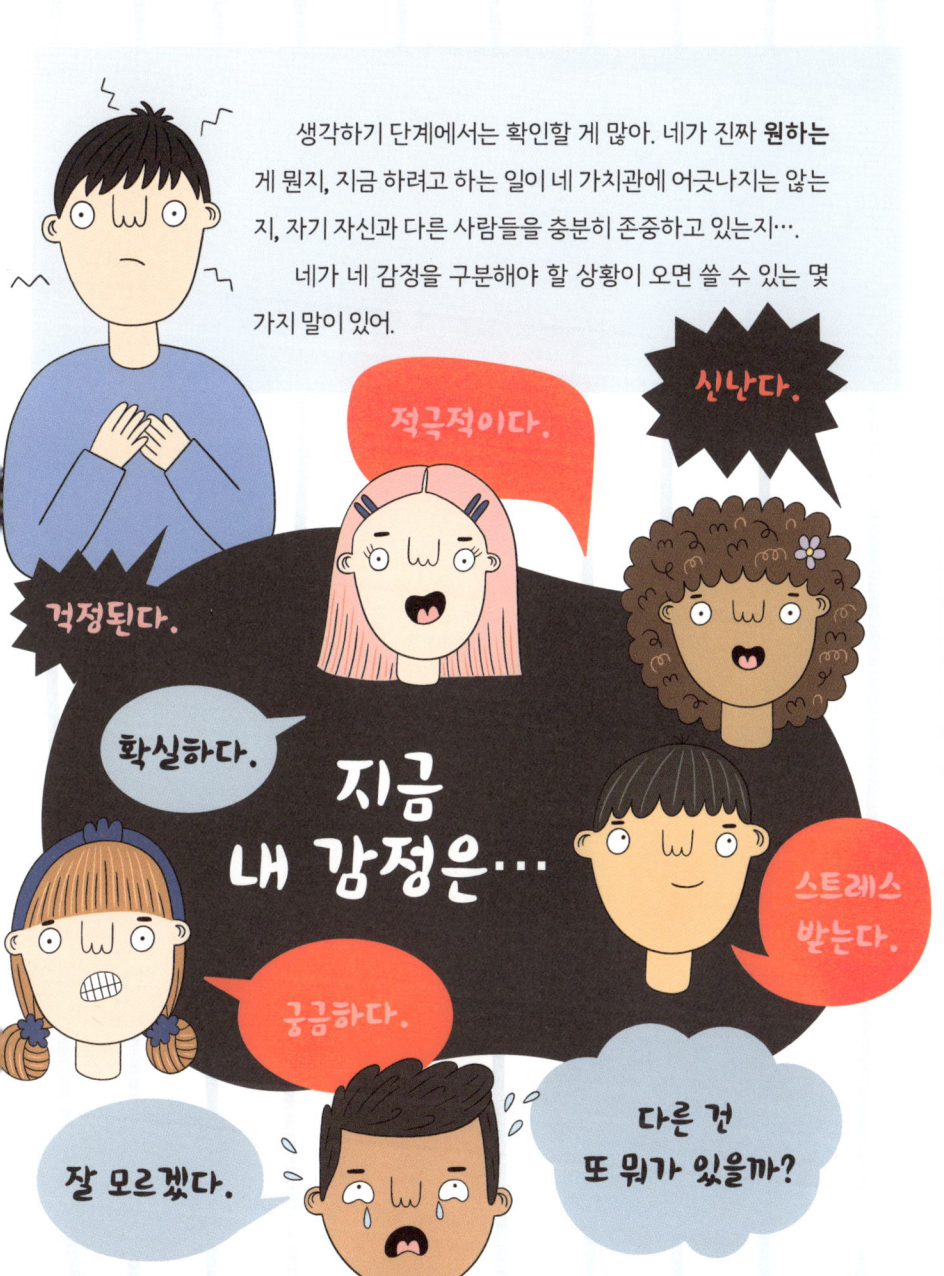

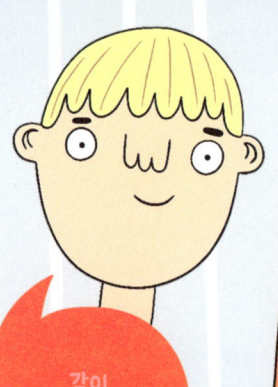
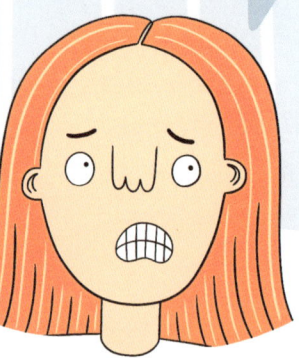
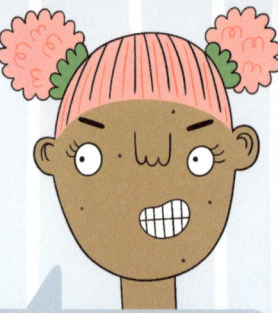
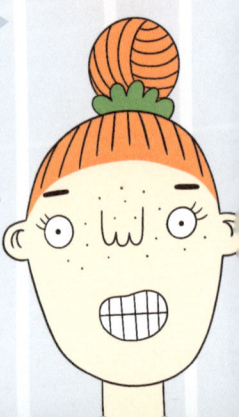

다른 사람들의 감정도 고려했나?

지금 내 머리가 맑은 상태인가?

내가 동의하려고 하는 것이 명확하고 구체적인가?

자유로운 선택이었나?

내가 뭘 하려고 하는지 정확히 알고 있나?

다음에 뭘 해야 하지?

나는 지금 적극적인 태도인가?

나는 안전한가? 안전한 걸 확인하기 위해 뭘 더 해야 할까?

마음을 바꿔도 되나?

내가 하고 싶은 부분과 하기 싫은 부분이 따로 있나?

모두가 기쁜 마음으로 동의한 건가?

다른 사람들도 자유롭게 마음을 바꿀 수 있는 상태인가?

내 감정에 따라 행동하기

조지아가 내린 결정은 아니었지만, 다행히도 결과가 끔찍하지는 않았다고 해. 좋아했던 남자애와는 짝이 된 것 말고는 특별한 사건이 없었대.

조지아는 그 시절을 돌이켜 보며, 그때 감정과 생각, 행동 간의 관계를 좀 더 이해했더라면 좋았을 거라고 생각한대.

우리의 행동을 여러 방식으로 실험해 보는 건 십대 때 해야 할 중요한 경험 중 하나야. 언제나 옳은 선택만 할 수는 없을 거야. 실수를 더 많이 하게 되겠지. 그렇지만 알아 두어야 할 건 자기 자신, 그리고 다른 사람에게 상처를 주지 않으려고 노력해야 한다는 거야.

자신의 감정을 알아차리고, 생각할 기회를 가졌다면, 이제 마지막 단계로 넘어가야 해. 어떻게 행동할지 결정할 차례야. 물론 자신의 감정과 생각을 제대로 이해하고 해석하는 데는 많은 노력이 필요해. 그러나 실수를 반복하다 보면, 자신에게 가장 좋은 선택이 뭔지 알게 될 거야.

열네 살에서 열일곱 살 사이, 내게는 큰 고민거리가 있었어. 난 대체 뭐가 문제일까? 날마다 고민했어. 나는 내가 친구들이랑 다르다는 걸 알았어. 그때는 그게 뭔지 몰랐지만, 나중에 알게 되었지. 내가 이성보다 동성에게 관심이 있단 사실을 말이야! 많은 청소년들이 지금도 그런 고민을 하고 있을 거야. 내가 누구인지, 내가 누구와 사랑할 수 있을지. 그 시기 나는 내 또래 남자애들과 친해지려 애썼어. 거기서 잃어버린 퍼즐 조각을 찾을 수 있을 거라고 생각했거든. '이게 효과가 있을까? 이번에는 좀 달라질까?' 그때 했던 경험들은 모두 내가 동의한 것이었지만, 이상하게도 모든 것이 안개에 싸인 듯 불투명하기만 했지. 당시에 내가 남자에게 성적인 끌림을 느끼지 않아도 괜찮다는 걸 이해하지 못했으니까. 내가 뭘 찾고 있는지 전혀 몰랐던 거야. - 샐리 러그

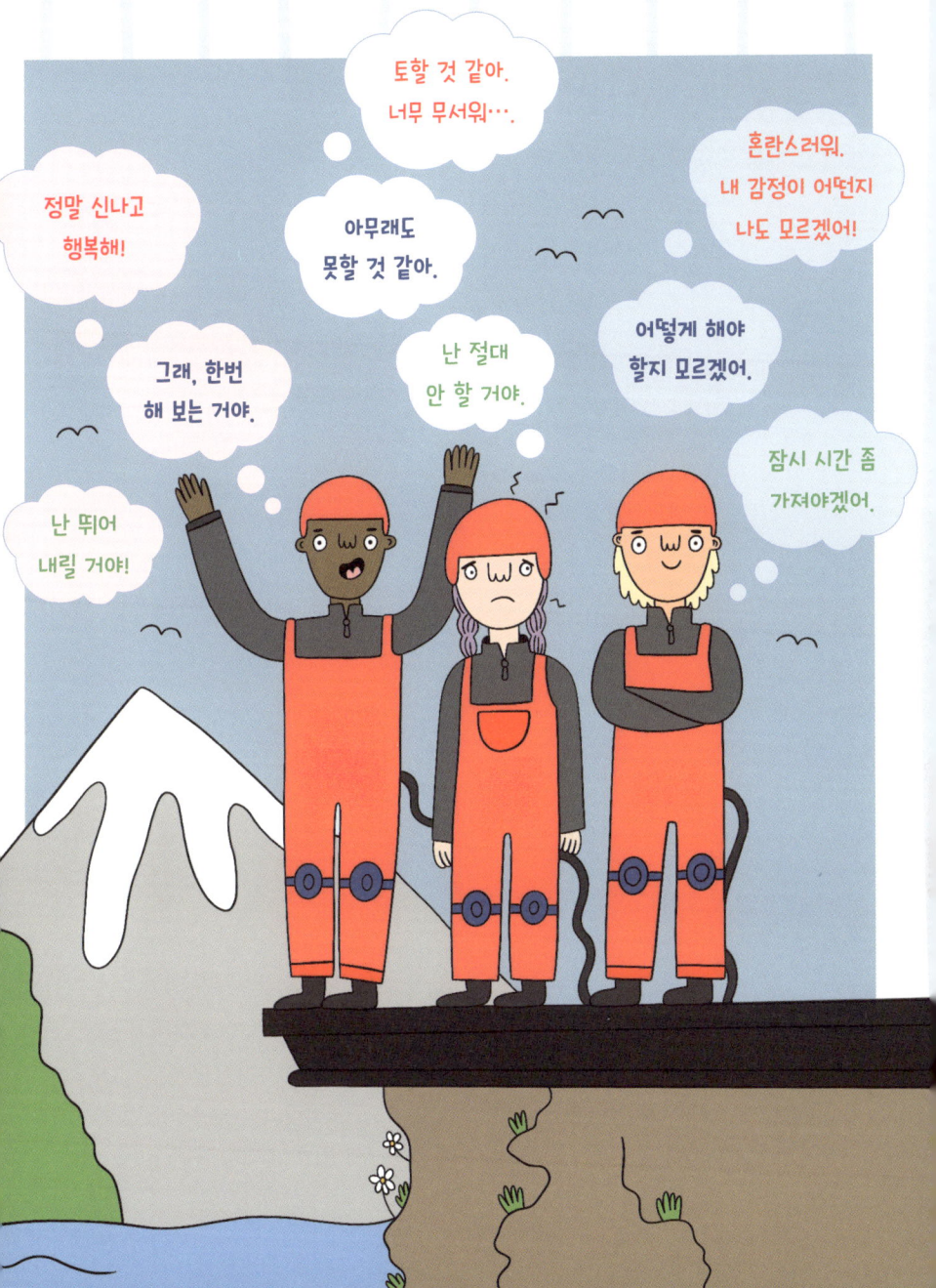

동의: 안전하다고 느끼는 것

동의를 할 때는 **안전하다고 느껴야 해**. 이건 정말 중요해.

안전하다는 건 부상이나 공격 같은 위험한 것으로부터 멀리 떨어져 있는 거야. 안전한 감정은 동의에 있어서 필수적인 요소야. 동의를 할 때 네가 깨어 있어야 한다는 것과 비슷하지. 자면서 동의를 할 수는 없잖아!

네가 안전하다고 느낄 때는 편안한 기분이 들고, 새로운 걸 시도할 수 있는 용기가 생겨. 또 네 감정을 파악하는 게 수월해지고, 거절을 말하는 것도 두렵지 않게 돼.

> 열세 살 때 친구들과 암벽에서 로프를 타고 내려오는 훈련을 했어. 진짜 후덜덜했지. 하지만 가이드 아저씨들은 인내심을 갖고 우리를 기다려 줬어. 우리가 충분히 시간을 갖고 용기를 낼 수 있도록 북돋워 줬어. 몇몇 여자애들은 꼭대기에 서서 움직이지 못했거든. 그대로 얼어붙어서 우는 애들도 있었어. 하지만 가이드 아저씨들은 침착하게 우리를 도와주었어. 우리가 스스로 내려갈 수 있도록 말이야. - 유미

누군가를 믿을 수 있게 되면 사람들은 안전하다고 느껴. 네가 어떤 선택을 하든 그들이 널 비난하지 않을 거라는 걸 알기 때문에 마음이 편하지. 그래서 무엇이든 시도할 수 있는 용기가 생길지도 몰라. 물론 그러지 않아도 상관없어. 중요한 건 동의를 할 때 네가 안전하다고 느껴야 한다는 거야.

가끔 만나 놀던 그 애는 나와 사진을 찍고 싶어 했어. 그 애가 말했어. '귀여운 표정 좀 지어 봐!' 나는 이렇게 대답했어. '난 하기 싫은데….' 그 애가 말했어. '제발!' 내가 말했지. '싫다니까!' 그런데도 그 애는 고집을 부리며 말했어. '그러지 말고, 한 번만 해 봐. 아무한테도 보여 주지 않을게!' 나는 기분이 나빴어. 우리가 서로 가까운 사이라는 생각이 전혀 들지 않았거든. - 탄스, 15세

네 직감을 믿어 봐!

우리를 불안하고, 불편하고, 무섭게 만드는 상황들이 있어. 한마디로 **안전하지 않다고** 느끼는 거지. 왠지 기분이 나쁜데 이유를 잘 모르겠는 거야. 괜찮아. 어른들도 자기가 왜 그런 감정을 느끼는지 설명하기 힘들 때가 많거든. 그냥 뭔가가 잘못됐다는 것만 아는 거야.

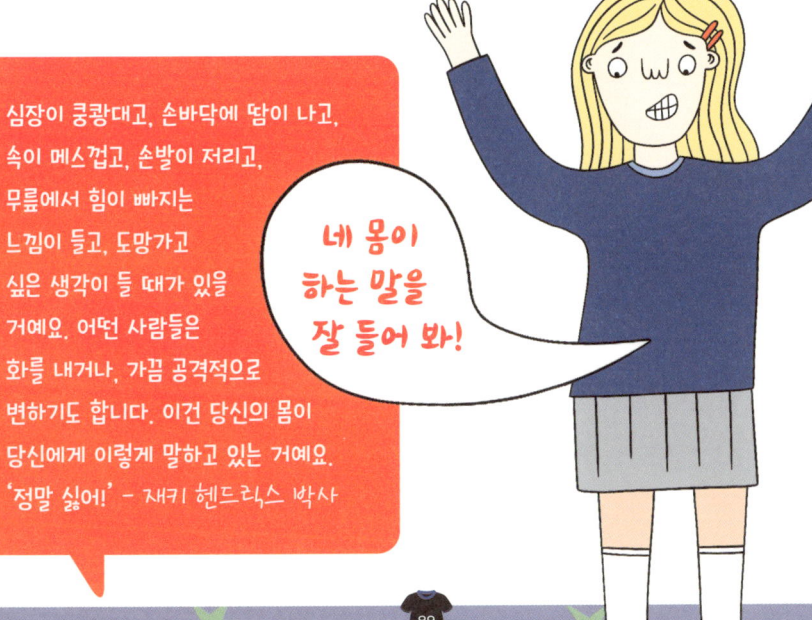

심장이 쿵쾅대고, 손바닥에 땀이 나고, 속이 메스껍고, 손발이 저리고, 무릎에서 힘이 빠지는 느낌이 들고, 도망가고 싶은 생각이 들 때가 있을 거예요. 어떤 사람들은 화를 내거나, 가끔 공격적으로 변하기도 합니다. 이건 당신의 몸이 당신에게 이렇게 말하고 있는 거예요. '정말 싫어!' - 재키 헨드릭스 박사

네 몸이 하는 말을 잘 들어 봐!

직감은 힘이 아주 세. 우리가 상황을 파악하고 생각이란 걸 하기도 전에, 몸이 먼저 반응해서 우리에게 알려 주는 거야.

네가 어떤 일에 불편한 느낌이 들었다면 그걸로 충분해. 네가 싫어하는 이유에 대해서 설명하지 않아도 돼. 그냥 너의 불편한 감정을 믿고, 그것이 그 상황을 피할 충분한 이유가 된다는 걸 받아들이면 돼.

동의를 할 때 중요한 건 끊임없이 확인하는 거야. '이게 맞나? 이렇게 하는 것이 옳은가? 내가 이걸 정말 하고 싶은 건가?'

직감과 생각의 결론이 '아니'라면, 그 상황에서 빠져나오는 것도 네 권리야. 잠시 쉬어도 되는지 물어볼 수도 있고, 조금 더 생각해 본 뒤 '고맙지만 사양할게.'라고 말할 수도 있지. 그리고 잊지 마. 거절하는 이유를 설명할 필요가 없다는 걸 말이야.

78쪽 더 자세히

> 네가 만약 직감적으로 '이건 아닌 것 같아'라는 생각이 들었다면, 그 일은 절대 하면 안 돼. - 주크, 17세

> 다른 사람에게 휩쓸리지 않고 자신만의 경계를 잘 찾으려면, 우리는 우리의 직감이 뭘 말하는지 잘 들어 봐야 해. 사람들은 흔히 논리적인 근거를 찾으려 하고, 이유를 설명할 수 있어야 한다고 생각해. 하지만 다른 사람들이 하는 말의 볼륨을 줄이고, 네 마음이 하는 말에 더 귀를 기울여 봐.
> -암나 하산

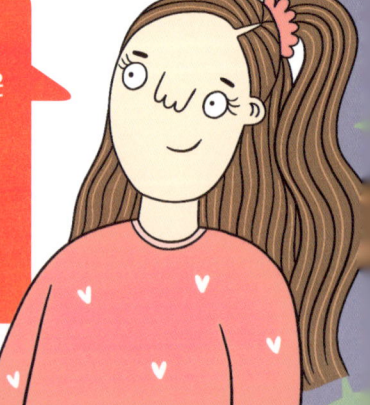

온라인에서도 '낯선 사람은 위험하다!'

> 우린 초등학교 때 낯선 사람은 위험하다고 배웠어. 너무 많이 들어서 문장 자체가 뇌에 박힌 것 같아. 그런데 고등학교에 들어가면 아는 사람 사이에서 일어날 수 있는 안전 문제를 더 많이 배워. 혹시 데이트를 시작했다면 이건 정말 중요한 주제야.
> – 루비, 15세

우리가 이 책을 준비하면서 인터뷰를 했던 대부분의 사람들은 어릴 때 배웠던 이 말을 기억하고 있었어. '낯선 사람은 위험하다.' 이 말이 뭘 뜻하는지는 너도 잘 알지? 낯선 사람이 다가와 이상한 행동을 하면, 최대한 빨리 믿을 만한 어른에게 알려야 한다는 거야. 아주 현명하고 쓸모 있는 교훈이라고 생각해.

하지만 지금은 세상이 조금 더 복잡해졌어. 거의 모든 사람들이 온라인에서 친구와 수다를 떨고, **낯선 사람들**과 소통하는 일이 아주 흔해졌지. 마음만 먹는다면 네 부모님이나 친구들이 전혀 모르는 사람들과 온라인에서 독립된 사회관계를 맺는 것도 가능해.

지금의 십대는 부모 세대가 경험하지 못한 새로운 관계들에 대해 고민하고 있어. 그러니까 경험자의 조언을 구하기가 더 힘들어진 거지. 온라인에서 누군가와 친구가 되는 건 재미있을 수 있지만, 더 위험한 것도 사실이야.

하지만 걱정하지 마. 네 맘속에 있는 안전 나침반을 읽는 방법을 배우면 돼. 나침반이 어디를 향하고 있는지 주의 깊게 들여다본다면, 새로운 세상에서 낯선 위험을 피하는 데 도움이 될 거야.

> 친구들 중에 온라인 데이트를 하는 애들이 있어. 인스타그램이나 오픈 채팅 같은 SNS에서 만나는 거지. 보통은 친구의 친구인 경우가 많아. 완전히 모르는 사람이라고 할 수는 없지만, 직접 만나 본 적은 없는 거야. 그들은 다정한 문자도 주고받고, 사적인 것들도 공유해. 거의 사귀는 사이라고 봐야겠지. 그런데 실제로 만나지는 않아. 내 생각에 이건 좀 위험한 것 같아. 난 저런 상황에서 동의가 어떻게 이뤄지는지 모르겠어. - 에이미, 15세

온라인에서 만난 경우에는 자신의 정보를 숨길 확률이 높아. 특히 그 사람이 완전히 낯선 사람이라면, 그러니까 실생활에서 아는 사람들과 연결 고리가 전혀 없는 사람이라면, 그 사람이 하는 말이 사실인지 아닌지 어떻게 확인할 수 있겠어?

넌 스마트폰과 함께 자란 세대니까, 온라인 세상이 너무나 익숙할 거야. 하지만 그럴수록 더욱 **조심해야 해**. 온라인에서도 오프라인과 마찬가지로 동의의 절차를 밟아야 해. 물론 그렇다고 해도 모든 위험이 사라지는 건 아니야. 낯선 사람은 네가 동의하지 않은 메시지나 사진 등을 인터넷에 퍼트릴 수도 있어. 왜냐하면 그들은 검증되지 않은 사람들이니까.

온라인에서 곤란한 상황에 빠진 사람들 중에는 신중하게 생각하지 않고 충동적으로 행동한 사람들이 많아. 그러니까 온라인에 글을 쓰기 전에는 꼭 따져 봐야 해. 혹시 네 글이 누군가를 모욕하거나, 상처를 입히거나, 불쾌하게 할 만한 것들은 아닌지. 물론 너에 대한 정보도 마찬가지야. 함부로 온라인에 올리면 안 돼. 결과에 대해 충분히 생각하고, 결론을 내기 전까지는 말이야.

안전망이 필요해

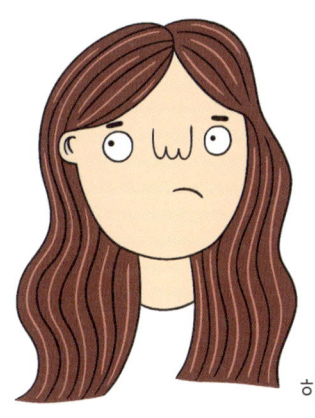

초등학교 때, 그러니까 꼬맹이 시절에는 학교에서 이렇게 배웠어. '누군가 이유 없이 널 만지려고 하면 부모님에게 말해라.' 너희도 알지? '낯선 사람은 위험하다!' 하지만 부모님과 이런 얘기를 하고 싶지 않다면 어떻게 해야 할까? - 모야, 13세

모든 청소년은 안전망을 갖추어야 해. 세 명에서 다섯 명 정도, 믿을 만한 어른으로 구성하는 게 좋겠지. 가족이 아닌 사람도 최소한 한 명은 끼어 있어야 해. 그리고 그들은 네가 무엇이든 말할 수 있는 사람, 네 말을 믿어 줄 거라는 확신이 드는 사람들이어야 해. 가끔은 엄마나 아빠가 아닌 다른 사람과 얘기하는 게 더 쉬울 수 있어. 어떤 주제는 부모님과 얘기하기가 껄끄럽기도 하니까. 그럴 때는 너보다 나이가 많은 사촌 언니나 형, 선생님이 좋은 조언자가 되어 줄 수도 있어.

나를 지켜 줄 안전망

'부모님 말고는 다른 안전망이 없는데….' 혹시 지금 이런 생각을 하고 있다면, 바로 지금이 네 안전망에 누구를 추가할지 고민할 적절한 **타이밍**이야. 떠오르는 사람이 있다면 그 사람에게 가서 솔직하게 말해 봐. '지금은 별 문제가 없어요. 혹시 저에게 무슨 문제가 생기면, 그러니까 부모님한테 말하기가 껄끄러운 일이 생긴다면 전화해도 될까요?'

    이런 사람들도 훌륭한 후보자가 될 수 있어.

- ★ 엄마나 아빠의 친한 친구
- ★ 친한 친구의 부모님
- ★ 이모나 삼촌, 혹은 친척만큼 가까운 어른
- ★ 상담사
- ★ 담당 의사
- ★ 가까운 이웃
- ★ 선생님

우리 애들이 고등학교에 들어갔을 때, 나는 작은 종이를 코팅해서 아이들에게 주었어. 지갑에 넣어서 다니라고 말이야. 종이에는 애들이 믿을 만한 어른들의 전화번호가 적혀 있었어. 할아버지, 할머니, 고모들, 삼촌들, 가족 지인들. 물론 이건 옛날식이야. 지금은 모두들 휴대 전화에다 연락처를 저장하니까. 그렇지만 실제로 꺼내 볼 수 있는 뭔가를 건네주는 게 좋았어. '이 어른들이 너를 돌봐줄 거야. 다들 너를 사랑하니까.'라고 말해 주는 것 같았거든. – 멜리사

응급 상황일 때

★ 제니 ★

비상 연락망
- 엄마
- 아빠
- 조지아

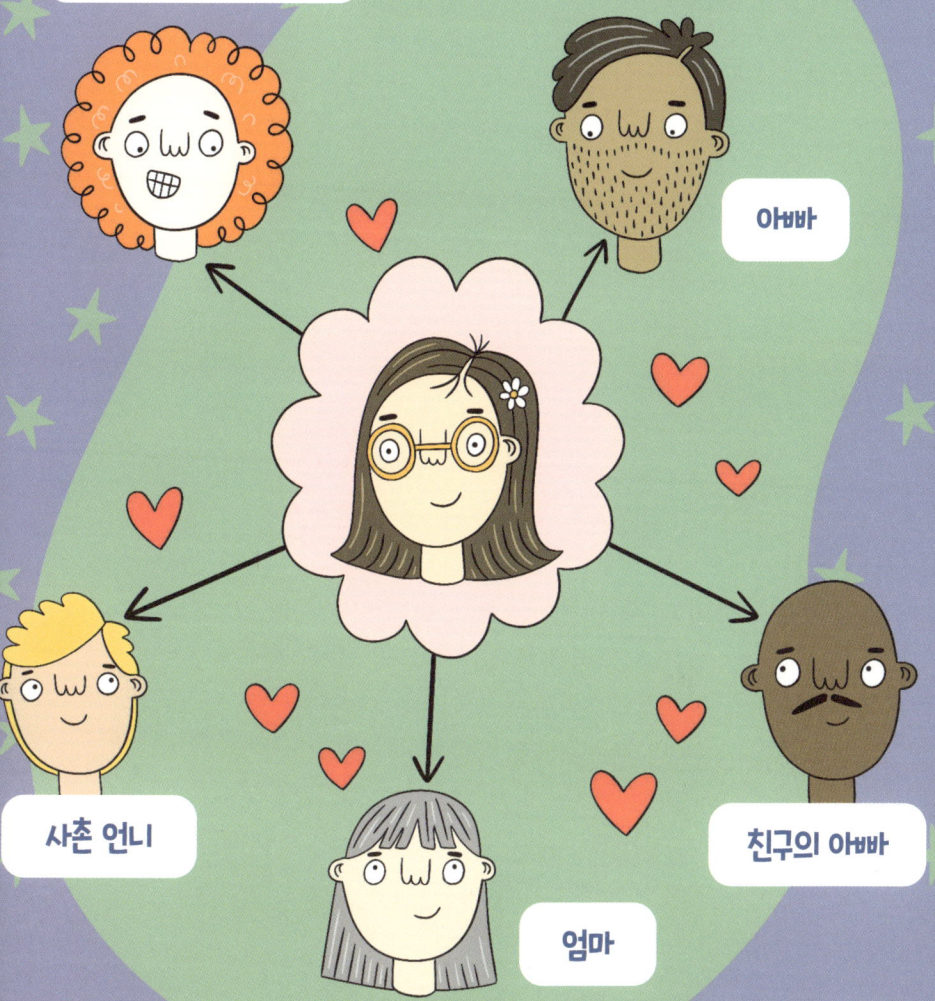

내가 정하는 프라이버시

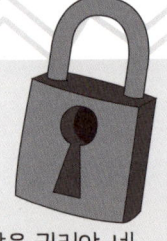

프라이버시란 너의 사생활이자 그걸 남에게 간섭받지 않을 권리야. 네가 원하지 않으면 네 개인 정보나 사생활을 공개하지 않을 권리도 포함돼. 만약 다른 사람이 너의 프라이버시에 해당하는 무언가를 공유하고 싶다면 반드시 네 동의를 구해야 해. 그 반대의 경우도 마찬가지고.

프라이버시의 범위는 사람들마다 달라. 자기 일상을 모두 공개하는 사람들도 있어. 가족, 학교 숙제, 음식 사진, 데이트가 어땠는지, 심지어 다리에 난 털까지…. 정말 아무런 거리낌이 없지. 너희 반에도 그런 애들이 있을 거야. 주말에 뭐 했는지, 뭘 먹었는지 애들 앞에서 큰 소리로 떠들어 대는 애들 말이야. 반면에 자기 사생활에 대해서는 아무 말도 하지 않는 사람들이 있어.

어디까지 공개하고, 어디부터는 공개하지 않을까? 스스로에게 질문을 던진 다음 떠오르는 대답이 바로 네가 정한 프라이버시야. 온라인에서든, 오프라인에서든 네 정보와 경험을 얼마나 공유할지 정해 보는 거야. '이 정도는 친구들한테 말해도 되겠다.', '이건 아무한테도 말하지 말아야지.' 아, 프라이버시 범위는 언제든 바뀔 수 있어.

너도 모르는 사이에 너의 프라이버시는 침해당할 수 있어. 그러니까 개인적인 정보를 공유할 때는, 그것이 공개되어도 정말 괜찮은지 충분히 생각하고 결정해야 해. 만약 확신이 없다면 일단은 멈추는 게 좋아. SNS에 올리는 건 나중에도 얼마든지 할 수 있으니까.

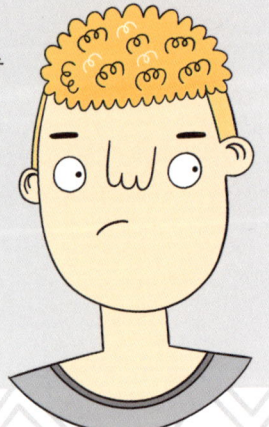

> 만약 친구 중 한 명이 누군가와 데이트한 사실을 SNS에 올렸다면 아마 난리가 날 거야. 눈 깜짝할 사이에 다 퍼지게 될걸? 워낙 그런 거에 관심 많을 나이니까. - 드리슈터, 14세

> 다른 사람의 경계를 항상 존중하는 건 쉽지 않아. 나도 그러면 안 된다는 걸 알면서도 누군가의 비밀을 폭로해 버린 적이 있거든. - 주크, 17세

아무에게도 말하지 말아야지! | 이거 정말 재미있겠는데? | 모두에게 말해 버리자!

온라인 프라이버시도 똑같이 중요해.

너와 네 친구들은 SNS에서 별생각 없이 사진을 올리고, 서로를 태그할 거야. 왜냐하면 다들 신경 쓰지 않을 거라고 생각하니까. 하지만 친구들에게 한 번씩 확인하는 게 좋아. '네 사진 올리기 전에 너한테 물어보고 올릴까?', '내가 널 태그해도 될까?', '우리의 채팅은 다른 사람이 옆에서 듣거나 보지 않았으면 좋겠어. 우리가 주고받은 문자도 마찬가지야. 약속해 줄 수 있어?'

프라이버시를 어떻게 지킬 수 있을까?

만약 네가 네 프라이버시를 지키고 싶다면 그걸 상대에게 말해야겠지? 어떻게 말하면 좋을까? 내가 두 가지 상황을 예로 들어 볼게. 둘의 차이점에 대해서 한번 곰곰이 생각해 봐.

1 친한 친구가 너에게 개인적인 이야기를 했어. 그리고 수업 시간이 다 되어서 그 친구는 자기 교실로 갔지. 그런데 친구가 복도 끝에서 이렇게 외치는 거야. '근데 있잖아. 이건 우리 둘만 알고 있기로 해.'

2 친한 친구가 너에게 개인적인 이야기를 했어. 그리고 마지막에 이렇게 덧붙였어. '있잖아, 내가 지금 말한 건 진짜로 개인적인 거야. 그러니까 꼭 비밀을 지켜 줘야 해. 알겠지?'

그 말을 들은 너는 이렇게 말했어. '그럼, 당연하지!'

그런데 친구는 네 눈을 똑바로 쳐다보면서 이렇게 말하는 거야. '나 지금 심각해. 장난치는 거 아니야. 절대로 다른 사람한테 말하면 안 돼!'

자, 어떤 것 같아? 두 번째 상황이 좀 더 진지하게 느껴지지 않니? 비밀을 꼭 지켜야겠구나, 다짐하게 되지? 게다가 비밀을 지켜야 한다는 사실을 더 잘 기억하게 될 거야. 네가 대수롭지 않게 덧붙이듯 말하면, 사람들은 네 말을 잊어버릴 수도 있어. 하지만 여러 가지 방법으로 강조해서 말한다면 사람들은 네 말을 더 잘 기억할 거야.

물론 네가 개인적인 얘기를 할 때마다 이렇게 말해야 하는 건 아니야. 하지만 정말 지키고 싶은 비밀이 있다면, 친구가 그런 네 마음을 잘 알고 있는지 확인하는 게 좋아.

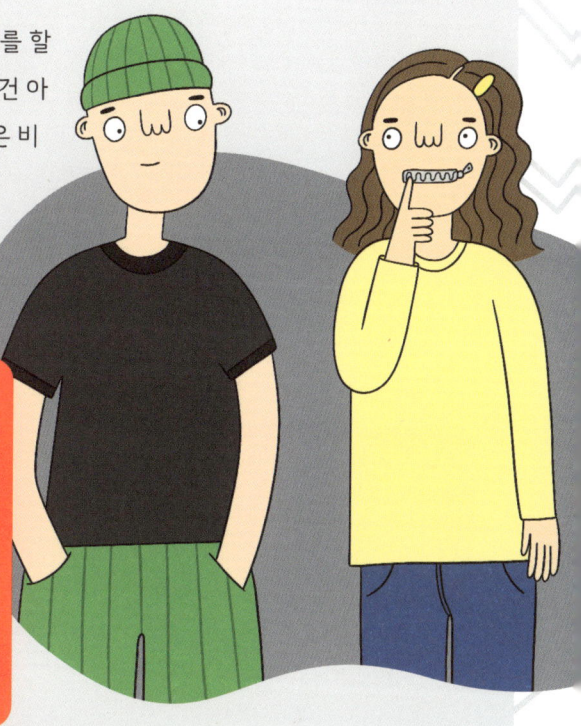

> 사람들이 흔히 하는 말이 있지. '화면 캡처하지 마.' '아무한테도 보여 주지 마.' 물론 그런 말을 무시하는 사람들도 있겠지만, 대부분은 상대의 부탁을 들어 주려고 할 거야. – 아눅, 18세

비밀 VS 프라이버시

> 어렸을 때 나는 비밀이 많은 아이였어. 생리를 시작했을 때도 그 사실을 친구한테 말한 적 없고, 짝사랑하던 남자애한테도 내 마음을 전한 적이 한 번도 없어. 심지어 3년 내내 그 아이만 생각했는데도 말이야. 그렇지만 이런 비밀을 갖는 건 괜찮아. 나 혼자만의 비밀이고, 그걸 지킨다고 해서 누가 다치는 건 아니니까. – 유미

언젠가 이런 일이 있었어. 친구들과 가게에 들렀다가 집에 왔는데, 친구들이 가게에서 물건을 하나 훔쳤더라고. 나는 나중에 알게 되었어. 애들은 그 사실을 누구에게도 말하지 말라고 했어. 그래서 나는 비밀을 지켰지. (물론 지금 이렇게 말하고 있지만….) 아무튼 마음이 좋지 않았어. 나도 같이 범죄를 저지른 기분이었거든.
- 누들스, 15세

비밀과 프라이버시에는 큰 차이가 있어. 프라이버시는 보통 사람들에게 알리고 싶지 않은 개인 정보를 보호하는 것이지만, 비밀은 위험한 일, 심지어 범죄에 해당하는 행위를 숨겨 주는 일이 되기도 해.

성폭행 사건에서 주로 보이는 양상이 있어요. 어린 여자아이가 나이 많은 남자와 사귀는 거죠. 엄청 나이가 많지는 않더라도, 운전을 할 정도는 되는 나이의 남자요. 이렇게 되면 여자아이는 이미 자기가 의도하지 않은 일을 하게 될 가능성이 높아지는 거예요. 남자는 여자아이를 어디든 데리고 갈 수 있거든요. 가고 싶지 않은 곳에 갈 수도 있고, 원하지 않는 행위를 강요받게 될 수도 있어요. 이런 모든 것들이 성폭력과 얽혀 있기 때문에 여자아이는 그 사실을 폭로하는 걸 두려워하게 됩니다. - 앨리 프리드먼 박사

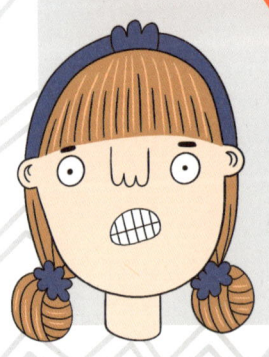

어떤 사람이 비밀을 지켜 달라고 했는데, 왠지 기분이 이상할 때가 있을 거야. 어쩌면 그것이 옳지 않은 일이라서 그럴 수도 있지. 네 직감을 믿어. 이상한 기분이 든다면, 그건 네 본능이 조심하라고 보내는 경고의 메시지일지도 몰라. 잘못하면 엮이고 싶지 않은 일에 얽히게 될지도 모르니까.

지금 우리가 얘기하고 있는 비밀은, 운동 끝나고 속옷 갈아입는 걸 깜빡했다거나 하는 순진한 비밀이 아니야. 빨간 경고등이 켜지는 심각한 비밀이라고. 네게 비밀을 지켜 달라고 한 사람이 너보다 나이가 많거나, 지위가 높은 사람이거나(선생님이나 종교 지도자 등), 비밀이 알려지면 진짜로 심각한 문제가 되는 사람들이라면 정말 조심해야 해. 네가 이상한 기분을 느꼈다면 그 사실을 **누군가에게 얘기하는** 게 좋아. 믿을 만한 어른을 찾아가는 거야. 그 비밀은 너를 보호해 주지 않아. 널 도와주는 건 어른들이지.

뭔가 옳지 않은 일 같다는 생각이 들었다면, 스스로에게 이렇게 물어봐.

★ **왜 그들은 나에게 비밀을 지키라고 하는 걸까?**

★ **그 비밀이 보호하는 사람은 누구일까?**

★ **비밀을 지키는 것이 나를 더 안전하게 할까? 아니면 그 반대일까? 비밀이 그들의 안전에는 어떤 영향을 미칠까?**

★ **그들이 '이건 우리만의 비밀이야.'라고 말하면서 나에게 불법적인 물건을 주지는 않았나?**

> 저랑 잠깐 얘기 좀 할 수 있을까요?

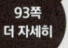
93쪽 더 자세히

이런 상황에서 너를 안전하게 지키는 방법 중 하나는 믿을 만한 어른에게 모든 걸 말하는 거야. 이상하게 느껴지는 일이 일어나거나, 손발이 오그라들 정도로 부끄러운 일이 벌어졌다면 경험이 많은 어른에게 털어놓고, 어떻게 대처하면 좋을지 함께 고민해 봐.

지키지 않아도 되는 비밀

비밀에도 여러 종류가 있어. 지켜서 나쁠 것이 없는 비밀도 있고(깜짝 파티를 계획하고 있다면 그 비밀은 기분 좋은 비밀이겠지?), 때로는 너와 다른 사람들을 위험에 빠트릴 수 있는 비밀도 있어.

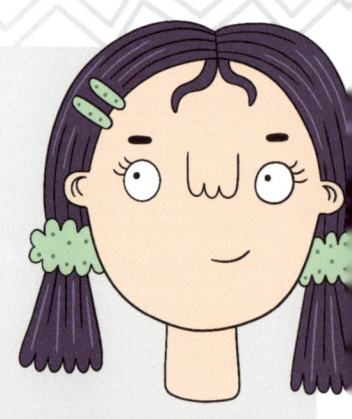

돌리 닥터는 친구나 형제자매 때문에 걱정하는 십대들의 편지를 많이 받았어. 그 아이들은 주로 주변 사람들에 대해 뭔가를 듣거나 알게 되었을 때 편지를 보냈어. 그들의 안전을 걱정하기 시작한 거지. 예를 들어, 친구가 자살을 하고 싶다고 말했다거나, 지나치게 굶거나 자해를 하는 등 이상한 행동을 보인다거나, 자기가 겪은 충격적인 사건을 털어놓는다거나. (보통 이런 사건은 동의가 이뤄지지 않은 상태에서 일어나는 경우가 많아.)

이럴 때 다른 사람에게 도움을 구하는 건 큰 용기가 필요해. 왜냐하면 그 친구는 너를 믿고 자신의 비밀을 털어놓았을 테니까. 도움을 요청하는 것 자체가 친구의 비밀을 공개하는 일이고, 친구와의 신뢰를 깨뜨리는 일이기 때문에 쉽지 않을 거야. 하지만 이런 편지를 받을 때마다 내가 하는 말이 있어. 세상에는 지키면 안 되는 비밀도 있는 거라고. 왜냐하면 어떤 비밀은 사람들을 위험하게 만들기 때문이야. 그러니까 먼저 네가 알게 된 비밀이 지켜야 하는 비밀인지 아닌지를 알아내는 것이 중요해. - 멜리사 지키지 않아도 되는 비밀에는 이런 것들이 있어.

- ★ **누군가의 목숨이 위험하다. 예를 들어 자살을 하려고 한다.**
- ★ **누군가 학대를 받거나, 폭력을 당했다.**
- ★ **누군가 건강이 점점 나빠지는데 도움을 거부한다. 예를 들어 심각한 우울증에 빠졌다거나, 섭식 장애로 인해 몸무게가 급격히 줄었다거나, 꼭 먹어야 하는 약을 먹지 않는다거나.**

누군가 위험에 처했다면, 그 비밀은 지키지 않아도 돼. 그 친구에겐 어떤 누군가의 도움이 필요하기 때문이야.

> 168쪽 더 자세히

걱정되는 친구가 있다면, 일단 그 친구에게 말해 줘. 네가 그 친구를 무척 아끼고, 걱정하고 있다고. 그리고 친구 대신 네가 다른 사람에게 도움을 구하겠다고 말해. 물론 그들은 동의하지 않을지도 몰라. 네가 그들을 진짜로 아끼고 사랑한다면 용기를 내야 해. 그들이 화를 낼지라도 말이야.

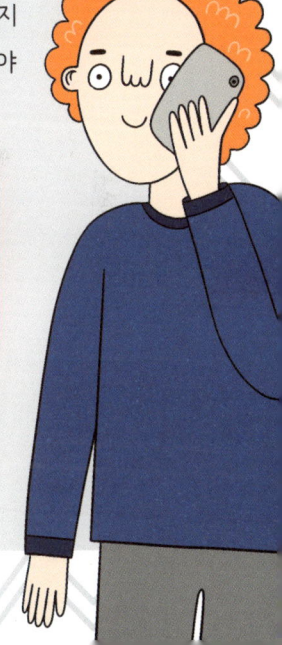

> 나는 어릴 때 청소년 지도사로 일했어. 당시에 아이들에게 이렇게 말해야 할 때가 있었지. '네가 위험한 행동을 한 경우, 나는 이걸 신고할 수밖에 없어.' - 네보

비밀을 폭로하는 게 누군가의 생명을 구하는 일이 될 수도 있어. 그들이 화를 낼 수도 있지만, 그들을 위해 용기를 내야 해.

권력이 동의에 미치는 영향

지금쯤 너는 동의가 꽤 명확한 거라고 생각할지 몰라. 좋으면 적극적으로 동의하면 되고, 싫으면 솔직하게 싫다고 말하면 되고, 확실하지 않다면 그걸 알아낼 시간이 필요하다고 말하면 된다! 정말 쉽지?

하지만 네가 고려해야 할 게 또 있어. 그건 바로 권력관계야. 권력은 너무 강력해서 지금까지 말해 온 모든 동의의 원칙을 흔들어 놓을 수도 있어.

권력이란 누군가에게 영향력을 행사하거나, 누군가를 통제할 수 있는 능력이야. 권력이 무조건 나쁜 건 아니지. 좋은 일에 잘 사용되면 아주 훌륭한 일들을 해낼 수 있어. 하지만 권력이 잘못 사용되면 끔찍한 결과를 낳기도 해.

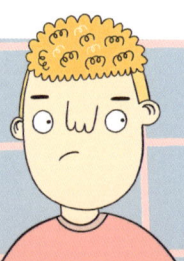

특히 동의에서 권력의 차이는 사람들이 자유롭게 의사 표현하는 것을 방해할 수 있어.

권력관계에서 중요한 건 각자가 발휘할 수 있는 힘의 크기를 비교하는 거야.

기울어진 권력관계의 대표적인 예를 들어 볼게.

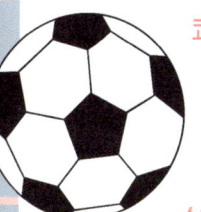
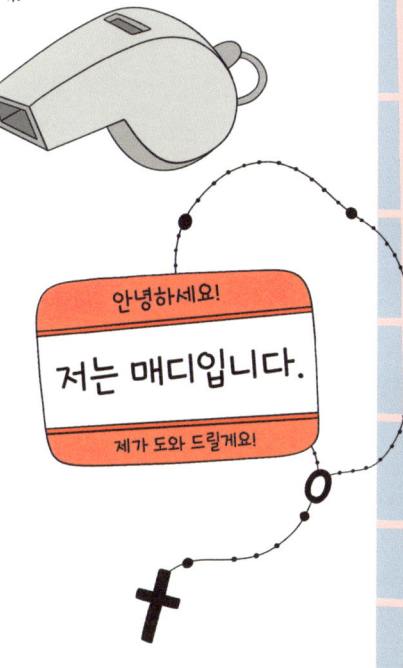

선생님 – 학생
　　코치 – 선수
　　　사장 – 직원
　　　　장애인 활동지원사 – 장애인
　　　의사 – 환자
　　손님 – 점원
나이 많은 친척(할아버지, 이모 등) – 아이
종교 지도자 – 신도
교도관 – 죄수
덩치가 크고, 근육질인 사람 – 덩치가 작은 사람
경찰 – 시민
유명 가수 – 팬

　　힘의 불균형은 동의를 어렵게 만들어. 그렇기 때문에 사람들은 법적인 안전장치를 만들어 놓았어. 권력을 가진 사람들이 힘없는 사람들을 이용하지 못하도록 말이야. 하지만 모든 걸 법에 맡길 수는 없겠지? 기울어진 권력관계를 인식하고, 스스로의 권리를 지키는 것도 우리의 몫이야.

근질근질 에피소드 하나

상상을 한번 해 보자. 어느 날 선생님이 반 친구들 앞에서 너에게 이렇게 말하는 거야. '얘, 이리 와서 내 등 좀 긁어 줄래?'

너는 속으로 이렇게 생각할지 몰라. '뭐? 등을 긁어 달라고? 너무 싫은데 어떡하지?' 하지만 부탁을 한 사람은 선생님이야. 네가 밉보이면 선생님은 다음 수행 평가 때 낮은 점수를 줄지도 몰라. 그래서 너는 고개를 끄덕이며, '네'라고 말할지도 몰라. 아니면 친구들한테 바보 같은 표정을 지어 보이며, 이 모든 것을 별일 아니라는 듯 웃어넘기려고 할지도 모르지.

언뜻 보면 넌 선생님의 제안에 동의한 것처럼 보이지만, 너와 선생님 사이에는 힘의 불균형이 존재하기 때문에 네가 자유롭게 동의한 거라고 볼 수 없어. 네가 쉽게 거절할 수 있는 상황이 아니었잖아. 물론 거절할 수도 있지. 하지만 네 머릿속에는 수많은 물음들이 떠오를 거야. '뭐라고 말하지?', '혹시 곤란해지는 건 아닐까?', '선생님과의 관계가 나빠질까?'

이제 맥락을 바꿔 보자. 너희 반 친구 하나가 이렇게 말하는 거야. '야, 나 등이 너무 가려운데, 내 등 좀 긁어 줄래?' 넌 여전히 남의 등은 긁고 싶지 않을 거야. 하지만 이번 경우에는 훨씬 쉽게 거절할 수 있겠지? 그건 너와 네 친구가 동등한 권력을 갖고 있기 때문이야. 친구가 너에게 동의를 강요할 만한 더 큰 힘이 없다는 뜻이지.

고등학교 때 어떤 가게에서 아르바이트를 했는데, 사장님이 우리에게 항상 하던 말이 있었어. '손님의 말은 항상 옳다!' 한마디로 손님이 왕이라는 뜻이야. 그때 나는 손님이 아무리 무례하게 굴어도 대꾸할 수가 없었어. - 유미

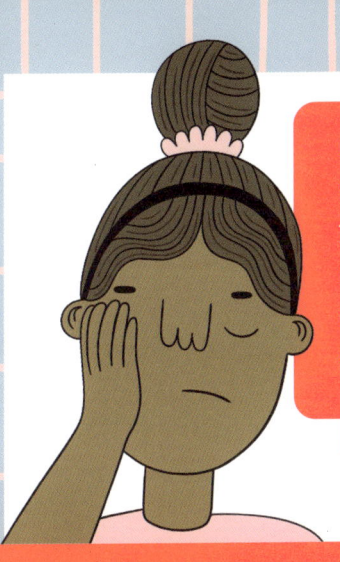

나와 썸 타던 남자가 있었어. 결국 그와 연인이 되지 못했지만. '그에게 더 잘해 줄 수도 있었을 텐데'라는 생각에 꽤 오랫동안 자책했지. 그는 내 인생을 좌지우지하면서 비참하게 만들 남자는 아니었어. 하지만 우리의 권력 불균형 때문에 난 그에게 휘둘릴 수밖에 없었어. 그 사실을 그 사람도 알았다면 좋았을 텐데. - 쑤언

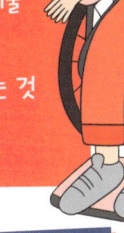

휠체어에 앉은 여성으로서 나는 너무나 많은 상황에서 무력감을 느껴. 다른 사람이 나를 지배하는 듯한 인상을 지울 수가 없지. 장애인 활동지원사들이 우리 집에 와서, 내가 샤워를 하거나 침대에 눕는 걸 도와줄 때 나는 그들을 믿는 것 말고는 할 수 있는 게 없어. - 니콜 리

기울어진 권력관계? 난 괜찮은데!

가끔 불균형한 권력관계를 원하는 사람들이 있어. 예를 들어 볼까? 네가 엄청 좋아하는 가수가 있는데, 어쩌다가 그 가수와 단둘이 있게 되었다고 상상해 봐. 세상에나! 심지어 그 가수가 너에게 키스를 하려고 해. 어때? 상상만 해도 신나지?

이런 친밀한 관계에서 권력의 차이는 문제가 될 수 있어. 힘을 더 많이 가진 사람이 마음대로 할 수 있으니까. 그는 성인이고 너는 아직 미성년자야. 넌 평소에 네가 동경하던 스타를 만났고, 지금 그와 단둘이 있어. 그 사람이 뭘 하자고 하든지 간에 넌 그 사람 말을 따르게 될 확률이 높아. 너는 스스로 충분히 동의했다고 생각할지 모르지만 문제는 그렇게 간단치가 않아. 둘의 권력관계는 절대 동등하다고 할 수 없고, 이런 상태가 너를 취약하게 만들 수 있어. 하고 싶지 않은 일을 할 수밖에 없도록 너를 몰아세울지도 몰라. 자신보다 힘이 센 사람의 말을 거절하는 건 아주 어려운 일이니까.

권력이란 아주 다양한 형태로 나타나. 학교에서 인기 많은 애들 있지? 그런 애들한테는 사회적인 권력이란 게 있어. 인기 많은 애들이 뭘 부탁하면 쉽게 거절하기 힘들잖아.

권력 불균형, 어떻게 대처할까?

네가 만약 권력관계에서 기울어진 쪽에 서 있다면 진심으로 동의를 하기 힘들 거야. 그럼 어떻게 하면 좋을까?

첫째, 그 사실을 꼬집어 말하는 거야. 그걸 입 밖으로 꺼냄으로써 공개적인 일로 만드는 거지. '권력관계가 상당히 기울어져 있네요.', '이건 엄청 불평등한 상황 같아요.' 네가 권력 불균형이라는 단어를 내뱉는 것 자체가 그들에게 큰 영향력을 발휘할 수 있어.

권력을 가진 대다수의 사람들은 그렇지 않은 사람들이 어떻게 생각하는지, 또 상대적으로 약한 사람의 입장을 고려하려면 어떻게 해야 하는지 잘 모를 때가 많거든. 물론 모든 상황에서 당당하게 말하는 게 쉽지는 않을 거야. 우리도 알아. 그럴 때는 너를 도와줄 수 있는 어른들에게 도움을 요청해야 해.

93쪽 더 자세히

둘째, 네가 처한 상황이 법적으로 문제가 없는지 확인해 봐. 혹시 법을 어기고 있지는 않는지, 이런 **시각**을 가지고 상황을 바라보면 네가 어떻게 대처하면 좋을지 도움이 될 거야.

168쪽 더 자세히

셋째, 스스로에게 물어보는 거야. 너 괜찮아? 혹시 겁에 질렸니? 이성을 잃은 것 같아? 어쩌면 너에게 필요한 것이 시간일 수도 있어. 네 직감이 능력을 발휘할 **시간**. 시간을 두고 천천히 생각해 보면, 네 본능이 말을 걸어올 거야.

그리고 너의 권리가 존중되고 있는지도 생각해야 해. 네가 원한다면 자유롭게 그 상황을 벗어날 수 있는지, 네가 안전하다고 느끼는지, 아무런 거리낌 없이 거절을 할 수 있는지 여러 가지를 따져 봐야겠지. 만약 그럴 수 없다면 너는 자유롭게 동의할 수 있는 상태가 아니야.

네가 상대보다 권력을 더 많이 가진 입장이 될 수도 있어. 그렇다면 상대에게 충분한 여유를 줘야 해. 어떻게 하면 권력관계가 동등해질까 고민해야겠지. 그건 현실적으로 불가능할 수도 있지만. 그렇다면 잠시 멈추거나, 그 자리를 떠나는 방법도 있어.

112쪽 더 자세히

권력이 좋은 일에 사용될 때

지금까지 너무 부정적인 얘기만 했나? 권력이 항상 나쁜 것만은 아니거든. 권력을 가진 사람들이 그 힘을 좋은 일에 쓴 사례는 아주 많아. 부당한 일이 발생했을 때 인기 많은 연예인이 나선다면 사회적인 관심을 끌 수 있어. 또 어떤 어른이 약자 혐오 발언을 했다면 다른 어른이 나서서 바로잡아 줄 수 있지. 슈퍼히어로가 영화에만 나오는 줄 알지? 아니야, 그들은 실제로도 존재해!

권력, 젠더 그리고 동의

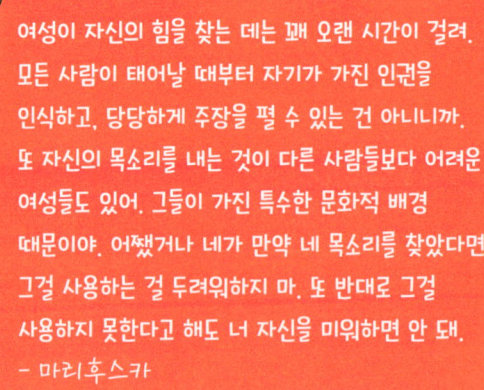

여성이 자신의 힘을 찾는 데는 꽤 오랜 시간이 걸려. 모든 사람이 태어날 때부터 자기가 가진 인권을 인식하고, 당당하게 주장을 펼 수 있는 건 아니니까. 또 자신의 목소리를 내는 것이 다른 사람들보다 어려운 여성들도 있어. 그들이 가진 특수한 문화적 배경 때문이야. 어쨌거나 네가 만약 네 목소리를 찾았다면 그걸 사용하는 걸 두려워하지 마. 또 반대로 그걸 사용하지 못한다고 해도 너 자신을 미워하면 안 돼.
- 마리후스카

젠더는 사회적으로 구성되는 남녀 정체성이야. 사회·문화적으로 길들여진 성을 뜻하지.

어쩌면 너와 네 친구들은 이미 젠더와 동의에 대한 일반적인 선입견에 노출되었을 거야. 예를 들어 볼까? 사람들은 남자가 여자를 좋아하면 계속 구애를 해도 된다고 생각해. 여자가 아무리 그만하라고 해도 말이야. 데이트에서 여자가 리드하는 건 매력 없다고 생각하고, 또 여자가 강하게 거절하는 것도 별로라고 생각해. 왜냐하면 여자는 항상 예의를 갖추고 착해야 하니까.

이런 보수적인 고정관념이 우리를 오랫동안 옭아매 왔어. 진짜 구식이지. 남자는 통제하고, 여자는 순종적으로 따라야 한다? 말도 안 되는 생각이야. 남자다움, 여자다움을 지켜야 한다? 이것도 틀린 말이지.

하지만 일부 남자들은 아직도 자기가 권력을 쥐고, 여자들을 지배해야 한다고 생각해. 그리고 아직도 많은 여성들이 그걸 따르라는 사회적인 강요를 받고 있어. 분명하게 말하는데, 절대 그럴 필요 없어!

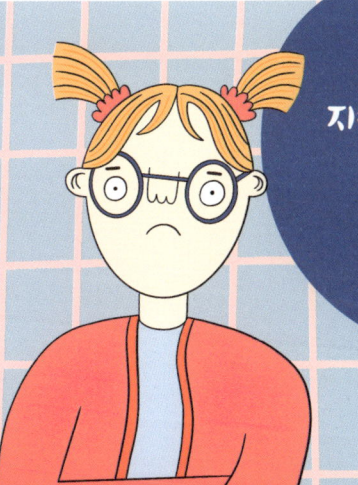

여성의 거절은 남자의 힘으로, 지속적인 요청으로, 협박이나 강요로 무너뜨릴 수 있는 벽이라는 생각은 용납할 수 없어. 거절은 거절이야. 그들이 어떻게 할 수 있는 건 없어.

물론 남자만 그런 건 아니야. 강압적으로 구는 여자들도 많으니까. 한편으로 남자들은 사회적인 성 역할에 대한 기대 때문에 힘들어하기도 해. 남자는 항상 용감하고, 모든 일에 자신감이 넘쳐야 한다는 편견이 있어. 이런 걸 따르지 않을 경우에 여자애들로부터, 또 같은 남자애들로부터 놀림을 받거나 따돌림을 당할 수도 있지.

'아니'라는 대답을 어떻게든 밀어붙여서 무너뜨려야 하는 방해물로 생각하는 사람들이 있어. 그들은 거절을 부정적으로 생각해. 그런 사람들에게는 이렇게 말해 줘야 해. 그런 행동은 성차별적이고, 무례할 뿐만 아니라, 심지어 어떤 경우에는 법을 어기는 행위라고 말이야.

체격 차이와 권력

> '좋아'는 '좋아'야. '싫어'는 '싫어'야. 그리고 '글쎄…'도 '싫어'야. - 미찰라 바나스

나이가 같더라도 신체적인 조건까지 다 같지는 않아. 어떤 사람들은 키가 크고 우람한데, 어떤 사람들은 작고 아담해. 보통 체격이 크면 힘도 셀 확률이 높아져.

키가 큰 사람은 다른 사람들 사이에 우뚝 서 있는 게 익숙할 거야. 만약 그게 너라면, 네 체격이 다른 사람에게 어떤 영향을 미칠지 생각해 봤어?

너보다 키가 작은 친구와 얘기를 나누고 있다고 생각해 봐. 그 친구는 너의 육체적인 힘에 압도당할 수 있겠다는 생각을 할 거야. 그래서 네 제안을 쉽게 거절할 수 없을지도 몰라. **너도 알다시피, 동의가 이뤄지려면 상대가 자유롭게 거절할 수 있어야 하잖아.**

> 다른 사람에 비해 체격이 큰 사람의 제안은 거절이 힘들어질 수 있어. 거절을 하면 상대가 힘으로 나를 제압하지는 않을까? 그럼 내가 나를 보호할 수 있을까? 이런 생각이 들 수 있거든. - 샐리 러그

만약 네가 체격이 작은 사람이라면, 너는 네 힘을 다른 곳에서 찾아야 해. 어쩌면 그게 너의 '말'이 될 수도 있지. 겁먹지 말고 네 감정을 말로 표현해 봐.

네가 원하는 걸 말하고, 네 요구가 진지하게 받아들여지도록 상대를 설득해 봐. 필요하다면 큰 소리로 말해도 좋아.

그런데 만약 네가 힘이 센 사람이라면, 너보다 작은 사람에게 거절할 수 있는 여지를 줘야 해. 그들에게 고민할 시간을 주고, 그들이 원하는 선택을 할 수 있도록 배려해야 해. 그리고 잊지 마. 거절은 때로 명확한 말로 표현되지 않는다는 걸. 몸짓으로, '싫어'라는 말이 아닌 다른 단어들로, 그리고 침묵을 통해서도 표현될 수 있지. **존중하는 태도와 배려하는 마음이 권력 불균형을 줄일 수 있어.**

상대방에게 이렇게 물어보자. '너 괜찮아?', '안전하다고 느끼고 있어?', '내가 뭘 해 주면 네가 조금 더 편안해질까?', '기분이 좋아?', '그만하고 싶어?', '혹시 다른 걸 해 보고 싶어?'

그리고 스스로에게도 물어봐. 상대가 안전하다고 느낄 수 있도록 내가 최선을 다하고 있나? 거절해도 괜찮다는 걸 상대는 알고 있을까? 상대에게 원하는 걸 요구할 수 있는 권리가 있다는 걸, 원한다면 속도를 늦추거나, 멈추거나, 자리를 떠나도 된다는 걸 어떻게 알려 줄 수 있을까?

동의 챌린지, 친구편

모든 상황에서 자기 생각을 지키는 건 쉬운 일이 아니야. 동의도 마찬가지지. 친구들이랑 함께 있다 보면 이런저런 도전을 받게 마련이니까.

이건 게임일 뿐이야! 진실 게임, 병 돌리기 게임

진실 게임이나 병 돌리기 게임 해 본 적 있어? 이런 게임을 하다 보면 네가 정한 경계가 흔들리는 경우가 생길 수 있어. 재미로 하는 게임이지만, 여기서도 동의의 기본 원칙은 적용되어야 해. 게임을 하는 중에 불편한 일이 생긴다거나, 네가 위험해진다거나, 네 권리가 무시당했거나, 누군가 네가 정한 선을 넘으려고 하면 너는 언제든 게임을 그만둘 수 있어.

진실 게임

누군가 네게 질문을 해. 그럼 너는 둘 중 하나를 선택하는 거야. 질문에 솔직하게 답하거나 아니면 벌칙을 받거나. 이때 친구들이 하는 질문은 보통 짓궂은 것들이 많아.

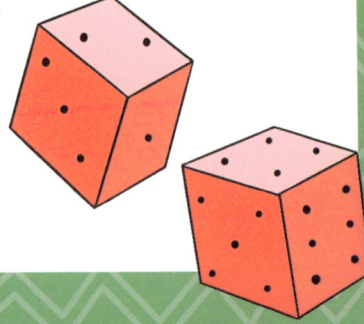

> 우린 진실 게임의 기본 규칙을 정했어. 누군가를 다치게 하거나, 아프게 하거나, 법을 어기거나, 오랫동안 상처가 될 만한 것들은 안 하기로 말이야. 게임은 즐겁게 놀려고 하는 거니까. – 미란다, 16세

진실 게임에서 나오는 질문은 보통 이런 거야. '혹시 지금 좋아하는 사람 있어?', '우리 반에서 가장 잘생겼다고 생각하는 애는 누구야?'

대답을 하기 싫으면 벌칙을 받으면 돼. 가장 흔한 벌칙은 이런 거지. 엉덩이로 이름 쓰기, 낯선 사람한테 뛰어가서 '사랑해요!'라고 말하고 오기. 나이 어린 아이들도 진실 게임을 많이들 해. 장난을 치면서 함께 웃을 수 있으니까.

하지만 꼭 기억해야 할 것이 있어. 게임이 재미없어지면 그건 더 이상 놀이가 아니야. 기분이 이상해지면 언제든지 그만두어도 돼. 친구들의 눈총을 받는 것이 나중에 진짜 후회할 일을 하는 것보다 훨씬 나으니까.

병 돌리기 게임

병 돌리기 게임은 한 번쯤은 들어본 적 있는 게임이지. 바닥에 놓인 병을 돌린 다음에, 멈춰 선 병의 주둥이가 가리키는 사람과 키스를 하는 거야. 게임 자체가 긴장감이 넘치기 때문에 다들 좋아하지만, 한편으로는 그래서 조금 위험하기도 해.

> 나의 정체성에 대해 고민하던 시기에 억지로 병 돌리기 게임을 한 적이 있어. 그때 나는 어떤 여자애와 키스를 해야 했는데 정말 난처하더라고. 내가 머뭇거리자 여자애가 입술을 내 얼굴에 가져다 댔어. 정말 끔찍했지. – 닉 페자

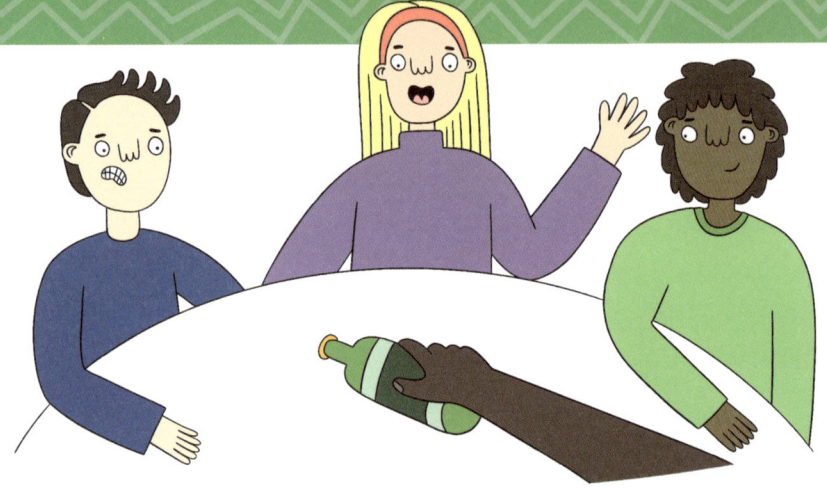

이런 게임들은 무모한 십대에게 선물 같은 게임일지도 몰라. 병만 돌리면 다른 사람과 스킨십할 수 있는 기회를 자동으로 얻는 셈이니까. 어쩌면 네가 몰래 좋아하던 누군가와 키스를 하게 될 수도 있어. 상상만 해도 기분이 날아갈 것 같지? 하지만 누군가는 하기 싫은 신체 접촉을 억지로 해야 할지도 몰라. 이건 전혀 기분 좋은 일이 아니야.

그래도 다행인 건, 네가 언제든 그만둘 수 있다는 거야. 싫으면 일어서서 자리를 떠도 돼. 이렇게 말하면서 말이야. '미안하지만 난 더 이상 안 할래!' 전화 받는 척하며 빠져나갈 수도 있어. 아니면 이런 말을 하는 사람이 될 수도 있지. '그거 알아? 내가 얼마 전에 동의에 대한 책을 읽었는데, 이 게임이 나를 엄청 불편하게 만들고 있어. 너희들끼리 해. 난 집에 가서 음악이나 들을래.'

> 병이 나를 가리킬 때도 많았어. 난 이렇게 말하곤 했지. '싫어.' 그럼 애들은 이렇게 말했어. '야, 규칙은 규칙이잖아.' 그래도 난 싫다고 말했어. 친한 친구들과 성적인 접촉은 하고 싶지 않았거든. 잘못하면 그 애들과의 우정이 엉망이 될 수도 있단 말이야. – 주크, 17세

누군가 갑자기 나에게 키스를 한다면?

가끔은 우리가 예상치 못했던 일이 일어나곤 해. 같은 상황이라도 그걸 바라보는 시각이 서로 다를 때 생길 수 있는 일이야. 상대도 자기와 똑같이 느끼고 있을 거라고 착각을 하는 거지. 이런 추측이 때로는 상상했던 것과는 전혀 다른 결과를 가져오기도 해.

> 어느 날, 친구와 저녁을 먹고 집에 가려는데 그 친구가 갑자기 키스를 하려고 하는 거야. 나는 깜짝 놀랐지. 나는 아니었지만, 그 친구는 그게 데이트였다고 생각했나 봐.
> – 케이시, 20세

갑자기 예상하지 못했던 일이 일어나면 너는 어떻게 할래? 어쩌면 넌 쿨하게 보이고 싶어서 그냥 상대가 하는 대로 따라갈지도 몰라. 하지만 그게 과연 적극적인 동의일까? **추측**에 따른다면 제대로 된 동의를 할 수가 없어.

이해하기 힘든 상황이 발생하면 **질문을 해**. '지금 무슨 일이 일어나고 있는 거야?' 물론 이런 질문을 하는 게 바보 같아 보일 수도 있어. 하지만 소리 내어 말하는 것 자체가 힘을 가질 수 있거든. '뭐? 이게 데이트였어? 난 그냥 우리가 친구라고 생각했는데?' 미용실에서도 이렇게 말할 수 있지. '지금 제 머리를 어떻게 하려는 거예요? 전 앞머리 잘라 달라고 한 적이 없는데요!'

스스로의 감정을 확인하고 그걸 입 밖으로 꺼내 말함으로써, 동의를 위한 대화를 시작할 수 있어. '내가 이걸 하고 싶은 건가?' 물론 상대의 감정도 확인해야겠지. '우리 이렇게 하는 거 어때? 좋아?'

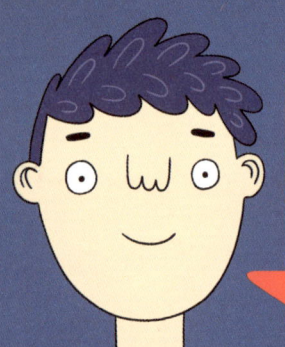

자폐증이 있는 사람의 뇌는 조금 달라서, 비유적인 표현이나 돌려 말하는 걸 이해하지 못해. 특히 누군가에 대한 호감은 미묘한 방식으로 표현될 때가 많잖아. 우리 같은 사람들은 이해하기 힘들지. 예전에 누군가 나에게 관심을 표현한 적이 있었는데, 당시에 나는 전혀 알아듣지 못했어. - 헤이든 문

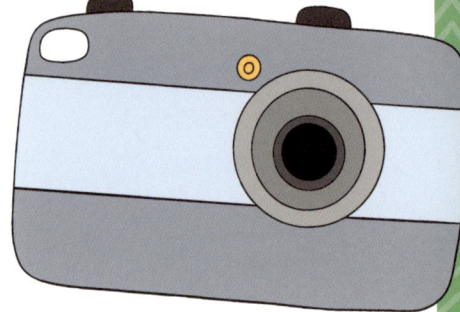

정보가 충분하지 않을 경우에는 상대에게 구체적으로 말해 달라고 요청해도 돼. 예를 들어 누군가 너에게 사진을 보내 달라고 했어. 그런데 너는 이런 게 궁금할 수 있지. '사진을 보내 달라는 게 어떤 의미야? 사진은 누가 볼 건데? 그 사람들이 왜 사진을 달라고 하는 거야? 어떤 사진을 보내 달라는 거야? 내 허락 없이 그 사진을 마음대로 공유하지 않겠다고 약속할 수 있어?'

이런 대화에서 네가 알아 두어야 할 건 열쇠를 쥔 사람이 바로 너라는 사실이야. **네가 원하지 않으면 언제든지 거절할 수 있어.**
누군가 네게 물어보지도 않고 키스를 한다면 너는 그들을 밀어내면서 이렇게 말할 수 있지. '하지 마!', '네가 키스하는 거 싫어!', '지금 뭐 하는 거야?' 또 이렇게도 말할 수 있어. '웩, 저리 꺼져!'

또래 압력

솔직히 내게 술을 마시라고 강요하던 친구는 없었어. 그 비슷한 게 존재하긴 했지. 무슨 말이냐면, 학교마다 인기 있는 애들이 모여 있는 그룹 있잖아. 그 애들은 나라면 하지 않을 행동들을 해. 그 애들이랑 친해지고 싶으니까 나도 그 행동을 따라 하는 거야. 같은 무리에 속하고 싶어서. 이건 스스로 느끼는 또래 압력 같은 거야. '내가 이걸 하면, 애들이 나를 좋아하겠지?' 이런 감정이지. - 떼니

'또래 압력'은 친구들 사이에서 우리가 어떤 행동을 하기를 원한다고 느낄 때 오는 감정이야. 우리는 그들에게 잘 보이기 위해 무언가를 해야 한다고 생각할 때가 많아. 그들로부터 인정받고 싶고, 소속감을 느끼고 싶으니까.

어느 나이대나 또래 압력을 느낄 수 있어. 그러나 십대에는 그런 감정이 더 강렬하게 다가올 수 있지. 갑자기 예전에 하지 않던 일이나, 위험해 보이는 일을 시도하게 될지도 몰라. 친구들의 인정이 필요하거나 인기 있는 친구들이랑 가까워지기 위해서 말이야.

또래 압력이 긍정적으로 작용할 때도 있어. 귀찮아 죽겠는데 친구가 조깅을 하러 가자고 하는 거야. 처음에는 하기 싫었지만, 하고 나면 기분이 좋아질 거야. 하지만 때로는 불편하고, 강압적이고, 심지어 위험하다고 느껴질 수도 있는 게 바로 또래 압력이야. 또래 압력은 동의의 기본 원칙을 무너뜨릴 만큼 엄청난 힘을 발휘하기도 하니까.

네가 뭔가를 강요받고 있다면, 예를 들어 차별적인 농담에 웃어야 한다거나, 싫어하는 음식을 먹어야 한다거나, 친구를 괴롭히는 일에 가담해야 한다거나 하는 일이 생기면 숨을 깊게 들이쉬고 한번 생각해 봐.

- ★ 나는 왜 이 무리에 끼고 싶어 할까?
- ★ 이게 친구들이 아닌 내가 진짜 원하는 걸까?
- ★ 이걸 하면 내가 행복해질까?
- ★ 이걸 하면 내가 다칠 수도 있을까? 다른 사람을 다치게 할 수도 있을까?
- ★ 이걸 하고 나서 내일 아프거나 후회하게 될까?

다들 동의하는 일에 혼자서 반대 의견을 내려면 엄청난 용기가 필요해. **어쩌면 너에게 필요한 건 너와 의견을 같이할 단 한 명의 친구일지도 모르지.**

'나 혼자만 그렇게 생각한 건 아니었구나.' 그 친구가 네 의견에 큰 힘을 실어 줄 거야. 하지만 어쩔 수 없이 먼저 나서야 할 때도 있어. 누군가는 그런 너를 간절히 기다리고 있을지도 몰라.

214쪽 더 자세히

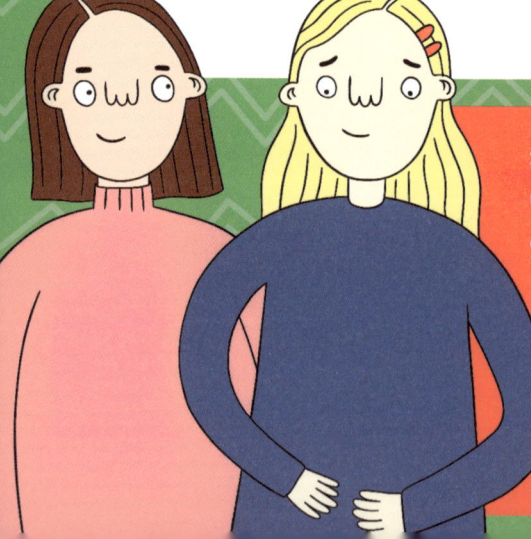

친구 집에 모여서 놀 때, 나는 꽤 과격한 벌칙을 받아야 했지. 다들 나를 부추기고 있었어. 난감해 하는 사이에 나랑 가장 친했던 애가 말했어. '싫으면 안 해도 돼. 이건 그냥 게임일 뿐이잖아.' 그러자 내 등을 떠밀던 다른 애들도 이렇게 말했어. '맞아, 당연하지.' 결국 나는 벌칙을 받지 않았어. - 디디, 16세

네가 어떤 일에서 빠진다고 해도, **사람들은 신경을 쓰지 않을 거야.** 네가 그걸 대수롭지 않게 여긴다면 더 그래. 그냥 아무 변명이나 대고 빠져나오면 돼. '그런 농담은 별로야.', '난 알레르기가 있어.', '토할 것 같아.' 물론 이렇게 말해도 되지. '고맙지만 난 됐어.' 만약 누군가 네게 강요를 한다면(정말 매너 없어!), 넌 이렇게 말할 수 있어. '와, 이게 그렇게까지 큰 문제라곤 생각 못 했어. 왜 그렇게 신경을 쓰는 건데?' 또 이렇게도 말할 수 있지. '내가 싫다고 말 했잖아. 지금까지 즐거웠으니까, 이건 그냥 넘어가자.'

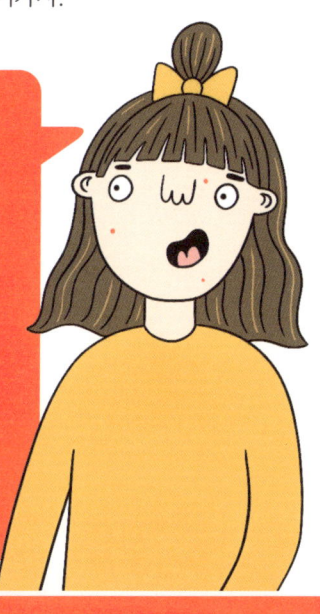

누군가 우리 할아버지에게 물었어. '그 집 손녀는 왜 아직도 결혼을 하지 않은 거죠?' 할아버지가 대답했어. '그냥 둬요. 그 애는 지금 지팡이를 짚고 있어요.' 이게 아랍어로 얼마나 웃긴 농담인지 너희들도 알면 좋을 텐데…. 한마디로 지팡이를 짚고 걸어가는 사람한테 서두르라고 말할 수 없다는 뜻이야. 주변의 편견에도 흔들리지 않는 가족이 있고, 그들의 지지를 받는다는 건 참 소중한 것 같아. - 암나 하산

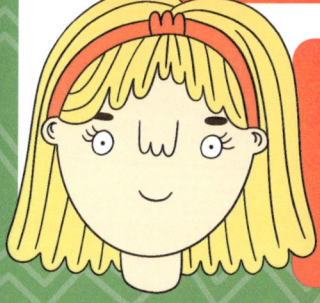

고등학교 이후로 내가 어울리는 친구들은 내가 슬플 때나, 바보 같을 때나, 기분이 좋을 때나, 엉뚱할 때나, 불안할 때나 나를 받아 주는 애들이야. 하지만 우린 뭐든지 똑같이 행동해야 한다고 생각하지 않아. 그런 점이 나랑 참 잘 맞아. - 마리사, 36세

동의 챌린지, 어른편

학교에서

십대 때 가족 말고 너와 가장 많은 시간을 보내는 어른은 바로 선생님일 거야. 그들은 너희를 이끌어 주고, 너희에게 영감을 주는 사람들이지. 숙제하라고 잔소리를 하고, 썰렁한 농담으로 눈살을 찌푸리게 만들기도 할 거야. 물론 별 인상을 남기지 않는 선생님들도 있지.

너와 선생님 사이에는 분명한 권력관계가 존재해. 당연히 선생님들이 우위에 있지. 선생님은 자기가 가진 권한으로 우리에게 이런저런 지시를 할 수 있어. 숙제 제출 기한을 지키라고 한다거나, 수업 시간에 떠들면 그러지 못하도록 제지를 한다거나. 때로는 학교 규칙에 따라 방과 후에 남게 하거나, 쓰레기를 줍는 등 청소를 시킬 수도 있어.

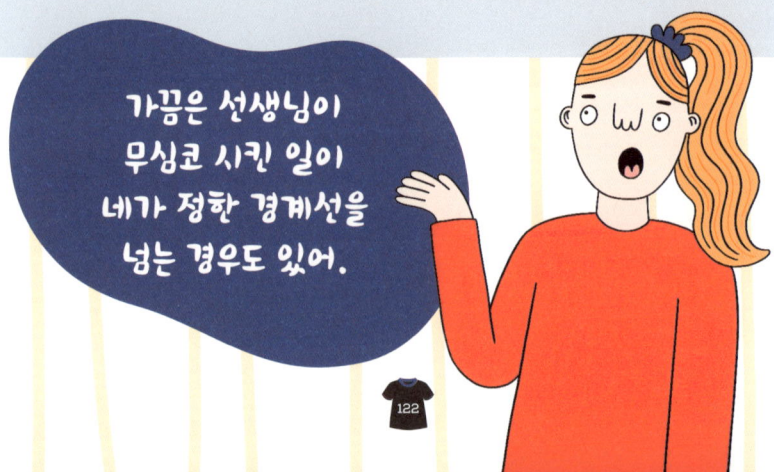

가끔은 선생님이 무심코 시킨 일이 네가 정한 경계선을 넘는 경우도 있어.

> 네가 만약 몸무게가 많이 나가는 학생이라면, 체육 시간에 BMI(비만도) 얘기는 하고 싶지 않을 거야. 소아 비만에 대한 조언은 수도 없이 들어왔을 테고, 네 몸이 '문제'가 된다는 것도 이미 알고 있으니까. 나는 학교 다닐 때 뚱뚱하다고 놀림을 많이 받았어.
> - 앨리 개럿

어떤 선생님은 네가 민감하게 생각하는 일에 무심할 수도 있어. 너는 친구들 앞에서 체중계 위에 올라가기 싫을지도 모르고, 과학 시간에 위험한 실험은 참여하고 싶지 않을지도 모르고, 가정 환경에 대해서는 자세히 얘기하고 싶지 않을지도 몰라.

네가 아무 말도 하지 않으면, 선생님은 네가 동의를 했다고 생각할 거야. 그러니까 선생님에게 따로 말해야 해.

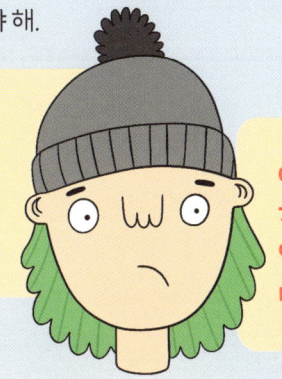

친구들 앞에서 제 몸무게에 대해 얘기하지 말아 주세요. 불편해요. 체중 관리를 해야 한다는 건 저도 알아요. 하지만 제 몸무게는 비밀로 하고 싶어요.

이건 제 도덕적인 기준에서 할 수 없는 일이에요. 대신에 다른 일을 할게요.

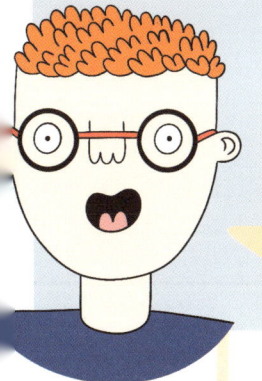

선생님께서 이해해 주세요. 저희 집 사정은 개인적인 거니까, 다른 애들 앞에서는 이야기하지 않을래요.

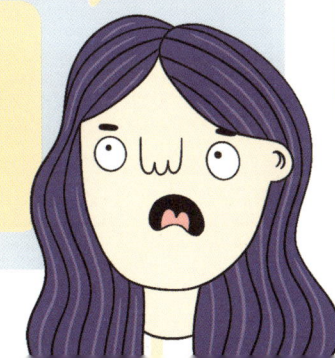

선생님에게 권한이 있는 만큼, 선생님이 할 수 없는 일들도 엄격하게 정해져 있어. 교사는 학생과 사귈 수 없어. 성적 행위는 말할 것도 없지. 그리고 어떤 경우에도 학생에게 폭력을 가해서는 안 돼. 신체적인 폭력이든, 언어적인 폭력이든 상관없이 말이야.

> 168쪽 더 자세히

운동할 때

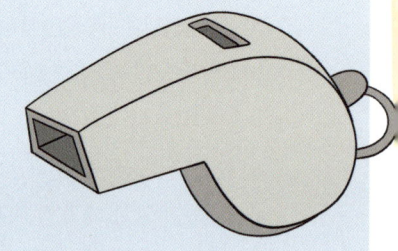

이 책에서 '코치'라는 단어를 대표적으로 사용할 테지만, 많은 사람들이 여기에 포함될 수 있어. 예를 들어 체육 선생님, 재활 치료사, 감독, 체육부서 직원 등.

대부분의 코치들은 아이들과 함께 일하는 것에 보람을 느끼고, 책임감을 가지고 일해. 하지만 운동을 하는 친구들이라면 미리 알아 두어야 할 것이 있어. 네 몸은 네 것이지만 팀 코치들은 네 몸에 대해 이런저런 지시를 하게 될 거야. 네가 어떤 운동을 하든 코치들은 네 몸을 단련시키고, 팀을 성공으로 이끌어야 하는 사람들이니까.

처음에는 괜찮다가도 나이가 들면서 코치의 지시들이 불편하게 느껴지거나 따르고 싶지 않아질 수도 있거든.

> 어렸을 때는 시합에 참여하는 것만으로도 즐거웠어. 그런데 지금은 뭐랄까? 항상 테스트를 받아야 하고, 식이 조절을 하고, 몸 관리를 어떻게 해야 할지 신경 쓰고…. 나는 코치들이 정한 훈련을 따라갈 수밖에 없어. - 드리슈터, 14세

코치들은 네가 느낄 감정보다 훈련이나 팀의 우승만을 신경 쓰다 보니 고의든 실수든 가끔 네가 정한 경계선을 넘는 경우가 있어.

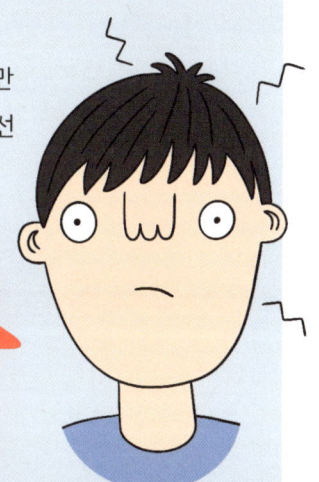

> 코치가 선을 넘었다고 느낄 때가 종종 있었어. 우리에 대한 기대치를 잔뜩 높여 놓고는, 우리가 그에 미치지 못했을 때는 최선을 다하지 않았다고 비난했어. 나는 코치의 높은 기대감 때문에 스트레스를 많이 받았지.
> - 코레이, 17세

교사와 학생처럼, 코치와 선수 사이에도 권력 불균형이 존재해. 코치는 선수를 교육하고 보호해야 하는 지위에 있으니, 원하지 않는 것을 따르도록 강요하는 등 코치에게 의지하는 선수를 길들이기 쉽지. 그렇기 때문에 자신의 경계를 명확하게 규정하는 것이 중요해.

일을 할 때

네가 나중에 어른이 되어 일을 하고 돈을 버는 모습을 상상해 봐! 사고 싶은 것도 마음껏 사고 정말 신나겠지? 사회에 나오게 되면 새로운 사람들을 만나게 될 거야. 권력관계가 확실한 직장에서 너는 아주 불리한 입장이 될 수 있어.

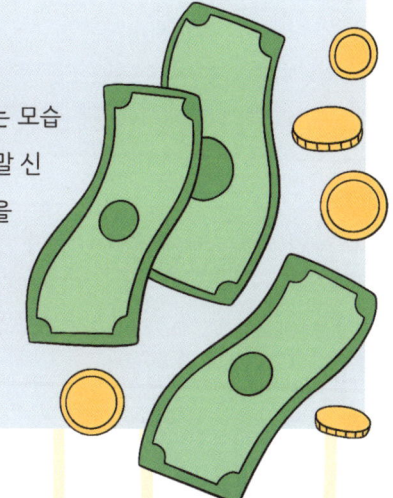

직장에서 너는 상사나 사장보다 권력이 약한 사람이야. 고객과의 관계에서도 마찬가지지. 네 위에는 상사가 있고, 심지어 너와 같은 직위일지라도 너보다 오래 일한 사람이 네 위에 있을 거야.

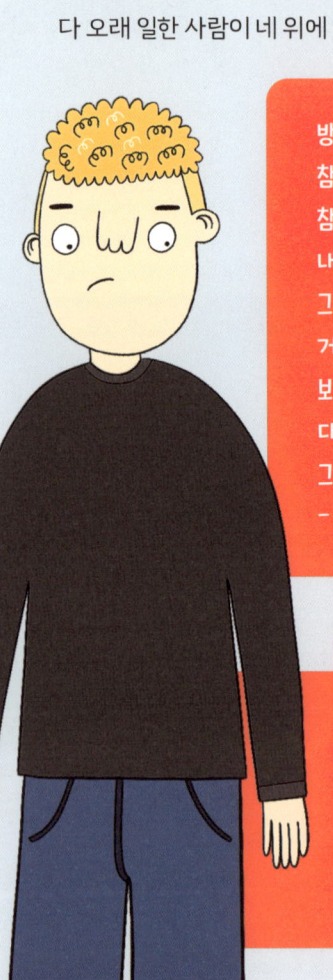

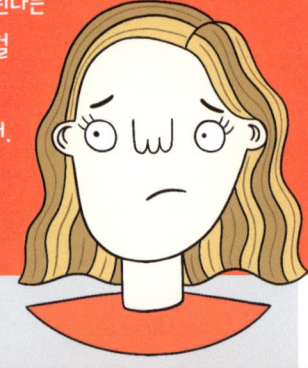

방송국 신입 사원 시절의 일이야. 나는 객석 뒤 조정실에 참관을 하러 갔어. 쇼가 끝날 때쯤, 관객들이 모두 일어나 참가자들과 함께 춤을 췄어. 그때 총괄 프로듀서가 나한테 내려가서 같이 춤을 추라고 하는 거야. 내가 싫다고 했더니 그 사람이 말했어. '왜 안 된다는 거야? 네가 엉덩이 흔드는 걸 보고 싶은데!' 조정실에 있던 다른 남자들은 웃고 또 웃었어. 그때 내 기분이 어땠을까?
- 쑤언

방학 때 호텔에서 아르바이트를 한 적이 있어. 거기서 어떤 남자가 이유 없이 자꾸 나를 만지는 거야. 나는 매니저에게 말했지. 그런데 매니저는 그냥 웃어 버리고 말더라고. 내가 여자였어도 똑같이 반응했을까? 아무튼 나는 그 뒤로 그 남자를 피해 다녀야 했어. - 잭슨, 22세 권력에서 밀리거나 수적으로 열세한 경우 네 경계를 지키는 것이 어려울 수 있어. 그럴 때는 어떻게 해야 할까?

너는 안전한 근무 환경에서 일할 권리가 있어. 너를 고용한 사람은 그걸 제공할 법적인 의무가 있지. 환경뿐만 아니라 성희롱으로부터 안전해야 하는 것도 포함되어 있어. 성희롱은 아주 다양한 형태로 나타날 수 있어. 그중에서 몇 가지만 말해 볼까?

★ **직장에서 너를 불쾌하게 만드는 성적인 발언이나 농담을 하는 것, 혹은 불쾌감을 유발하는 사진이나 선물을 주는 것.**

★ **네가 원하지 않는 부적절한 신체 접촉을 하거나 쳐다보는 것, 외설적인 노출을 해서 너를 겁먹게 만드는 것.**

★ **네 외모나 사생활에 관련된 질문을 해서 네 기분을 나쁘게 하는 것.**

★ **원치 않는 데이트 신청이나 성적 행위를 강요하는 것.**

물론 직장 동료에게 호감을 느끼거나 데이트 신청을 하는 게 항상 나쁘다고 말하는 건 아니야. 네가 진정으로 동의를 하고 충분히 즐겁다면, 혹은 그 사람이 너보다 지위가 높지 않다면(너와 나이 차이가 많이 나는 사람, 네 상사나 너를 고용하거나 해고할 수 있는 사람이 아니라면) 괜찮을 수 있어. 사실 직장에서 사랑하는 연인을 만나는 사람들도 많으니까.

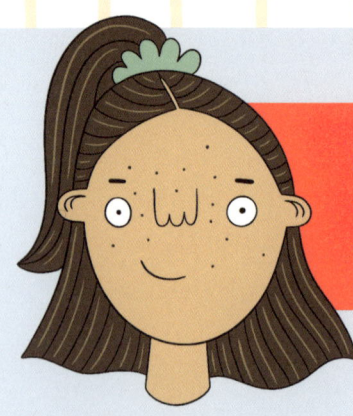

나는 함께 일하는 동료를 좋아한 적이 있어. 우리는 동등한 입장이었고, 그 사람과는 6개월 정도 데이트를 했어. - 애비 에드워즈

중요한 건 네가 직장에서 안전하다고 느껴야 한다는 거야. 이건 법적으로도 정해진 네 권리야.

만약 성희롱을 당했다고 느껴지면 당사자에게 직접 말해도 돼. 그들의 행동이 부적절하다고 말이야. '기분 나쁘니까 그만 하세요.', '그렇게 말씀하시는 거 상당히 불편하네요.'

담당 관리자에게 가서 문제 제기를 할 수도 있어. 매니저나 팀장, 혹은 사장을 찾아가서 말하는 거야. 부모님께 말씀드려도 좋아. 혹은 네 안전망에 있는 다른 어른에게 말할 수도 있지.

또 공식적인 기관이나 단체에 연락하는 방법도 있어. '직장 내 성희롱·성폭력 신고센터'라고 검색해 봐. 아니면 직장 내 성희롱 근절 종합지원센터(02-735-7544)에 전화해 봐도 좋아.

병원에서

질 검사를 하기 위해 병원에 간 적이 있어. 내 담당 의사는 남자였는데, 그 의사가 말했어. '좋아요. 당신에게는 몇 가지 선택권이 있어요. 당신이 괜찮다면 제가 오늘 검사를 해 드릴 수 있어요. 다른 여자 의사를 원한다면 그쪽으로 연결해 줄 수도 있습니다.' 나는 그때 이런 생각을 했지. '우아, 제게 선택권을 주시다니요!'
- 멜 케틀

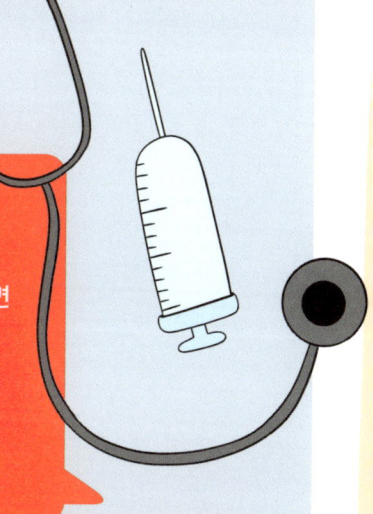

나는 장애 때문에 수술과 치료를 많이 해야 했어. 어릴 때는 이 모든 결정에서 내가 목소리를 낼 수 없었지. 내 몸인데도 말이야. 난 그게 정말 싫었어. - 니콜 리

병원에 가면 다른 사람에게 보여 주기 싫은 부위를 의사에게 보여 주거나, 만지게 해야 할 때가 있어. 건강을 위해서 어쩔 수 없는 일이지만, 동의의 기본 원칙은 여기서도 적용돼. 상대가 의사라고 해도 네 몸을 보거나 만지려면 **네 동의를 구해야 해**. 가장 좋은 건 직접적으로 물어볼 때지. '제가 좀 봐도 되겠어요? 어떤 식으로 할 거냐면….'

의사들이 이렇게 말할 수도 있어. '좋아요. 어디가 아픈지 보여 주세요.', '제가 볼 수 있게 간이침대에 누워 보세요.' 의사가 왜 그런 요구를 하는지 충분히 이해된다면 시키는 대로 하면 돼. 그런데 뭔가 미심쩍은 생각이 든다면, 예를 들어 의사가 왜 검사를 하려고 하는지, 어디를 검사하겠다고 하는 것인지 모르겠다면 넌 물어볼 권리가 있어.

'잠깐만요. 뭘 어떻게 할 건지 먼저 설명부터 해 주시겠어요?' 의사들이 바빠 보이고, 상담을 빨리 끝내려고 하는 눈치가 보여도 넌 여전히 네 권리를 주장할 수 있어.

> 의사가 네 몸을 검사할 때, 특히 옷을 일부 벗어야 할 때는 부모나 보호자, 친구 등 다른 사람과의 동석을 요구할 권리가 있어. (의사가 먼저 얘기하는 걸 잊어버렸다고 해도 네 권리는 사라지지 않아.) 그리고 언제든 검사를 거부할 권리가 있어.

'있잖아요. 저 지금 너무 불편해요. 더 이상 진료를 받지 않을래요.'

검사가 끝난 다음 치료나 수술을 해야 하는 상황을 가정해 보자. 네가 19세 이상의 성인이라면 부모나 보호자 없이 의사의 치료에 동의할 수 있어. 하지만 19세 미만이라면 보호자 없이 진료는 받을 수 있지만, 약물 치료나 동의서를 작성해야 하는 수술의 경우 부모님이나 보호자의 동의가 반드시 필요해. 의사는 다음과 같은 것들을 고려하며 너의 건강을 위해 최선을 다할 거야.

- ★ 나이 – 진료나 간단한 검사는 네가 19세 미만이라도 보호자 없이 가능해.

- ✦ 성숙도 – 네가 14세이거나 심지어 더 어리다고 해도 동의를 할 만큼 성숙할 수 있지. 사람은 모두 다르니까.

- ★ 능력 – 네가 검사 결과에 대해 이해하고 치료에 관한 결정 능력이 있는지 보는 거야.

- ★ 치료나 수술의 위험도 – 피부에 난 발진 때문에 연고를 처방하는 것과 맹장을 제거하기 위한 수술에는 엄청난 차이가 있잖아. 치료의 위험도에 따라서 보호자의 동의가 필요한지 판단해야 해.

- ★ 치료나 수술에 대한 이해 – 의사는 치료 과정에 대한 모든 것, 예를 들어 치료 방법이나 예상 결과, 부작용 등을 설명하고 네가 그걸 이해했는지 확인해야 해.

- ✦ 너의 동의가 자발적인지, 혹시 다른 압력은 없었는지 살펴야 해.

- ★ 네가 거절하거나 마음을 바꿀 권리를 충분히 보장받고 있는지도 살펴야 해.

응급한 상황에서는 기준이 달라지기도 하지. 예를 들어, 네 목숨이 위험하다고 판단될 때는 의사가 너나 네 보호자의 동의 없이 치료를 진행할 수 있어.

주변 어른들

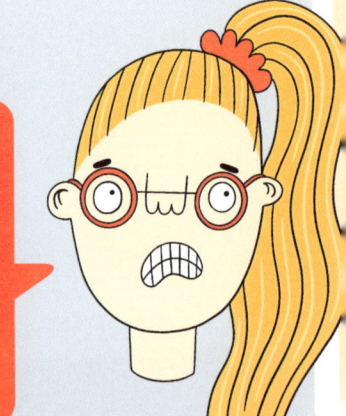

삼촌이 짜증 나는 행동을 할 때가 있는데, 어떻게 해야 할지 모르겠어. 가끔 내가 지나갈 때 내 엉덩이를 툭 치거든. 그것 말고는 다 괜찮아. 삼촌은 재미있고, 잘 놀아주니까. 그래서 더 말을 못 하겠어. 내가 엉덩이 때리는 걸 정말 싫어한다는 사실을 어떻게 말하지?
- 미란다, 16세

너를 잘 아는 어른들, 예를 들어 친척 어른이 가끔 네게 경계선을 넘는 행동을 할 때가 있을 거야. 그들은 아마도 네가 아주 어린 아기였을 때를 기억하며 이렇게 말하겠지. '내가 네 기저귀 갈아 주던 때가 엊그제 같은데 말이야.' 또 너희 엄마는 이런 말을 할지도 몰라. '노크를 하라니! 엄마는 널 낳을 때 이미 네 알몸을 다 봤어!' 너를 잘 아는 어른이라도 네가 정한 경계선을 넘어서는 안 돼. 그렇지만 몇몇 어른은 적응할 시간이 필요할지도 몰라. 네가 더 이상 갓난쟁이가 아니라는 사실을 깨달을 시간 말이야.

나를 도와주던 활동지원사는 내가 혼자 엘리베이터에 타는 걸 반대했어. 그분은 엘리베이터 공포증이 있었거든. 다른 사람이랑 같이 타겠다고 해도 막무가내였지. 내 동의와는 상관없이 나는 수동 휠체어를 타고 에스컬레이터를 올라가야 했어. 그 상황이 너무 무기력하게 느껴졌지. 내가 가장 화가 났던 건, 내 말을 전혀 듣지 않은 지원사의 태도였어. - 스텔라, 21세

주변 어른들이 네가 정한 경계선을 넘는다고 느껴질 때 네가 할 수 있는 말이 몇 가지 있어.

★ **만약 내가 어른이고, 우리가 서로 모르는 사이라면 어떨까요? 그래도 이렇게 행동하시겠어요?**

★ **예전에는 괜찮았지만, 저도 이제 열네 살이에요. 저한테 계속 이러시는 건 좀 부적절한 행동 같아요.**

★ **제가 요즘 동의에 대해 배우고 있는데요. 지금 하신 행동은 제 동의 없이 이루어진 행동이에요. 조금 불쾌하네요.**

★ **저는 삼촌이 좋지만, 삼촌이 이러는 건 싫어요. 이제 그만 하셨으면 좋겠어요.**

네가 이렇게 말하면 어른들은 웃어넘기거나, 너를 놀리려고 할지도 몰라. 그럼 네가 가진 모든 의사소통 능력을 끌어모아서 그들에게 말해 줘야 해. 이제 더는 재미가 없다고. 필요하다면 방을 나가도 좋아. 문을 쾅 닫아도 돼. 그래도 그들이 네 말을 듣지 않으면, 믿을 만한 다른 어른에게 말해도 돼.

> 나는 심각한 일이 생기면 편지를 쓰곤 했어. 편지랑 논쟁할 수 있는 사람은 없으니까. - 유미

> 우리 집은 누구든 가족회의를 소집할 수 있었어. 엄마, 새아빠, 그리고 형들. 다 같이 모여서 여러 문제에 대해 논의를 하는 거야. 회의 시간에는 다들 진지했기 때문에, 나는 심각한 문제가 생기면 가족회의 시간에 얘기를 꺼내곤 했어. - 디디, 16세

나의 경계

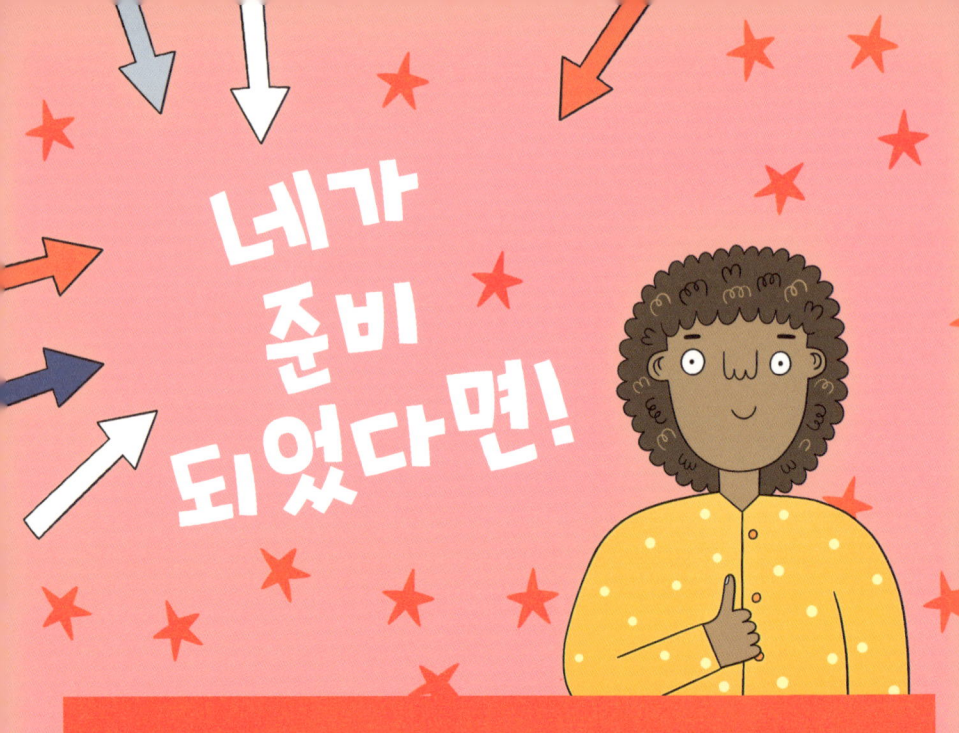

네가 준비 되었다면!

그럼 이제부터 **스킨십**과 관련한 **동의**에 대해 이야기해 볼까? 아직은 부끄럽기도 하고, 혼란스럽기도 한 바로 그 주제, 스킨십 말이야!

여기서부터 214쪽까지는 네가 나이가 들면서, 혹은 네가 준비가 되었을 때 마주하게 될 여러 가지 성적인 상황에서 동의가 어떻게 이루어지는지 이야기하게 될 거야.

　　스킨십에 대한 실제 경험이 없더라도 그에 관해 생각을 해 본 적이 있을 거야. 누군가와 키스를 하거나, 서로의 몸을 만지고, 온라인에서 개인적인 정보를 공유하고…. 여기서는 이 모든 것들을 스킨십, 즉 성적 행위의 일부라고 보면 돼.

이런 행위는 네 몸과 마음이 편안할 때 이뤄져야 해. 네가 정해 놓은 경계도 위협받지 않아야 하고, 서로에 대한 믿음과 존중도 있어야 하지. 무엇보다도 적극적인 동의가 바탕이 되어야 해.

　우리는 모든 연령대의 사람들이 이 책을 읽었으면 좋겠어. 심지어 어린아이까지도. 왜냐하면 동의에 대한 연습은 스킨십을 하기 훨씬 전부터 시작하는 게 좋으니까. 그래서 우린 이 책을 아이들도 읽을 수 있도록, 성적 행위에 대해서 자세하게 설명하지는 않을 거야.

　확실하게 해 두고 싶은 것이 있는데, 이 책은 스킨십을 어떻게 하는지 알려 주는 책이 아니야. 이건 동의에 관한 책이고, 동의는 스킨십에서 가장 중요한 요소야.

　혹시 아직 준비가 되지 않았다면 지금 멈춰도 좋아. 책은 덮었다가 나중에 다시 읽어도 되니까. 아니면 이 부분을 건너뛰고 바로 214쪽, '나만의 친구 찾기'로 넘어가도 돼. 거기 우리가 모두에게 필요한 메시지를 남겨 놓았거든. 용어 설명과 추가 정보는 216쪽과 218쪽에 있어. 역시 네게 쓸모 있는 정보가 될 거야.

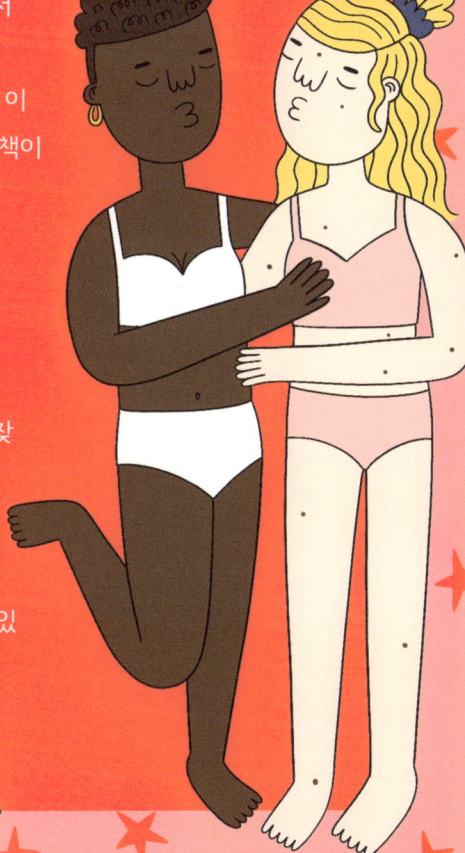

사랑에 빠지기
그리고 키스하기

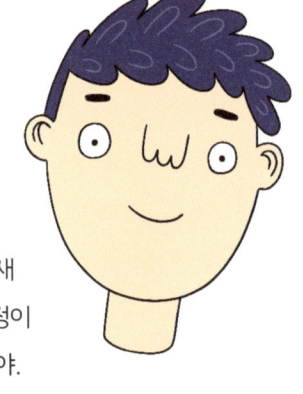

사춘기를 특별하고 짜릿하게 만드는 게 뭔지 알아? 그건 바로 성에 눈을 뜨는 시기라는 거야. 네 몸에 새로운 감각이 생겨나고, 누군가를 향한 색다른 감정이 싹트고, 자신을 바라보는 또 다른 시각이 형성될 거야.

세상에는 많은 사람들이 있고, 그만큼 다양한 경험들이 있어. 모두가 똑같은 경험을 할 수는 없겠지. 그러니까 너무 서두르려고 하지 마. 천천히 시간을 갖고 네가 준비될 때까지 기다리면, 그 순간은 분명 찾아올 거야.

누군가에게 로맨틱한 감정을 갖는 건 그 자체만으로도 무척 흥분되는 일이야. 예전과는 다른 방식으로 누군가와 가까워지기 시작하겠지. 포옹을 한다거나, 키스를 한다거나, 손을 잡는다거나, 성적 관계를 맺는다거나….

네가 키스를 하든, 섹스를 하든 모든 건 긍정적이고 건강한 방식으로 이뤄져야 해. 그러려면 성적 관계 안에서 동의가 어떻게 이뤄지는지 확실하게 알아야겠지?

> 나이가 들면서 얻은 교훈이 있어. 내 앞에는 충분한 시간이 있다는 거야. 내 속도에 맞춰서 가도 절대 늦지 않아. 내 친구들은 대부분 열여덟 살에 운전면허증을 땄어. 하지만 나는 서른 살이 넘어서야 겨우 땄지. 나는 운전을 하기로 마음먹기까지 더 많은 시간이 필요했던 거야. – 유미

사춘기 호르몬은 몸을 변화시키고, 뇌가 생각하고 느끼는 방식도 바꿔 놓아. 누군가에게 반하는 것, 성적 충동을 느끼는 것, 사랑에 빠지는 것, 연인이 되는 것…. 한마디로 사춘기는 감정의 테마파크 같은 시기라고 보면 돼. 엄청난 스릴과 공포와 미지의 무언가가 가득하지!

하트 뿅뿅! 난 네게 반했어!

사랑에 빠지기

누군가에게 반한다는 게 뭘까? 그건 그 사람에게 특별한 감정을 가지는 거야. 누군가를 아주 깊이 좋아하는 거지. 숨이 멎도록, 아주 로맨틱하게 말이야. 이건 단순히 네 친구를 멋있다고 생각하는 거랑은 다른 거야.

너보다 나이 많은 어른을 보면서 동경하는 것과도 달라. 이건 불꽃이 튀듯 강렬한 감정이거든. 누군가에게 반하면 종종 혼자서 환상의 나래를 펴기도 해. 이건 네 감정을 시험해 보는 좋은 방법이 될 수 있어. 상상 속에서 대화를 나누고, 누군가와 함께 하는 삶을 그려 보기도 하겠지. 그걸 혼자 간직할 수도 있고, 친구들에게 얘기할 수도 있을 거야.

이 시기에 네가 반하는 상대는 네 손에 닿지 않는 사람일 때가 많아. 여러 가지 이유로 실제로는 절대 이루어지지 않을 사람들 있잖아.

> 난 어릴 때 어떤 배우를 엄청 좋아했어. 물론 실제로는 만나 본 적 없지. (그렇게나 간절히 바랐지만!) 그런데 나이가 들면서 깨달았어. 그 시기 나는 내 성적인 감정을 안전한 곳에다 맡겨 놓고 있었구나! 내가 준비가 될 때까지 말이야. - 유미

네게 기타를 가르쳐 주는 선생님처럼 너와는 나이 차이가 너무 많은 사람일 수도 있고, 동성에게 끌리는 감정을 가질 수도 있지.

누군가를 좋아하게 되면 건강하지 못한 집착이 생길 수도 있어. 이럴 때는 정말 조심해야 해. 네가 텔레비전에 나오는 연예인한테 반했다고 생각해 봐. 그런데 그 사람이 실제 네 연인이 되기를 바란다면 어떻게 되겠어? 절대 일어나지 않을 일을 기다리면서 네 생활이 엉망이 될지도 몰라. 또 같은 반 친구에게 반했는데, 그 친구가 네 마음을 받아 주지 않으면 어떻게 할래? 넌 그 친구를 따라다니면서 귀찮게 할지도 몰라. 그건 스토킹이 될 수도 있어. 절대 해서는 안 되는 행동이지. 학교에서든 온라인에서든 그 친구를 불편하게 하는 건 정말 매너 없는 행동이야. 밤에 혼자 일기장에다 그 친구의 이름을 적는 건 어떠냐고? 그래, 그 정도는 해도 되겠네!

> 나는 같은 학년이었던 어떤 애를 오랫동안 좋아했어. 그 아이 근처에만 가면 숨도 못 쉬었지. 그런데 올해 그 아이는 내 남자 친구가 되었어. 그러고 나서 내 요동치던 감정은 잠잠해졌어. 이제 그 애와 함께 있으면 편안한 느낌이 들어. 나를 아껴 주고, 소중하게 대해 준다는 생각이 들거든. 그건 반하는 감정이랑은 완전히 다른 거야. - 아눅, 18세

키스하기

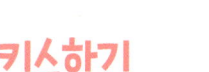

네가 좋아하는 누군가와 키스를 하고 싶을 때, 혹은 드디어 기회가 왔을 때, 이런 상황에서 네가 간절히 바라는 건 뭘까? 그건 바로 상대도 너와 같기를 바라는 마음이겠지. 두 사람의 마음이 같다면 넌 정말 세상에서 가장 기쁘고 환상적인 경험을 하게 될 거야.

그런데 키스를 하기 전에 동의는 어떻게 구해야 할까? 이전에 한 번도 키스를 해 본 적이 없다면 말이야.

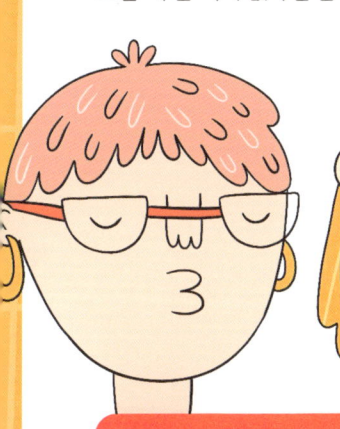

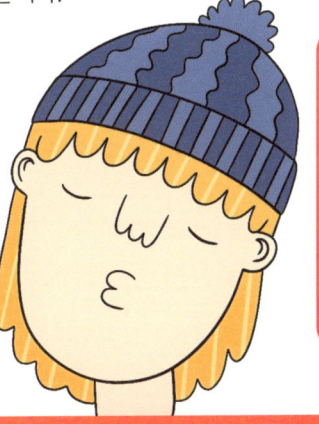

우리 나이에 키스 정도는 할 수 있다고 생각해. 그런데 섹스는… 아마도 성인이 될 때까지는 기다려야겠지?
- 누들스, 15세

나는 남자 친구와 더 많은 걸 하고 싶어. 예를 들어 열정적으로 키스를 한다거나, 서로의 민감한 부위를 만진다거나. 그런데 그럴 때마다 남자 친구는 이렇게 말해. '안 돼. 나는 싫어. 난 전혀 관심 없어.' 진짜 남자 친구는 아무 관심이 없나 봐. 절대 안 된대. 이런 생각이 드는 내가 잘못된 걸까? 아님 남자 친구가 잘못된 걸까? - 미란다, 16세 키스에 동의하는 방식은 여러 가지가 있어. 어떤 사람들은 누가 먼저랄 것도 없이 서로에게 빠져들지도 몰라. 동시에 키스를 하는 거지. 둘만의 시간이 멈춘 것처럼 말이야. 또 어떤 사람들은 좀 더 신중하게 물어볼 거야.

'키스해도 될까?', '혹시 너도 키스하고 싶어?'

소리 내어 묻는 것이 기본이지만, 다른 방법으로 동의를 구하는 방법도 있어. 잠시 멈추고 상대의 눈을 그윽이 쳐다보는 방법도 있고, 상대에게 살짝 기댈 수도 있어. 물론 이때는 상대를 위한 공간을 남겨 두어야 해. 상대가 원한다면 같이 기대거나, 혹시 원하지 않는다면 멀어질 수 있도록. 중요한 건 더 나가기 전에 상대의 반응을 기다리는 거야.

네가 이미 키스를 시작했는데, 상대가 괜찮은지 확실하지 않다면 멈추고 다시 물어봐야 해. '내가 키스 하는 거 괜찮아?', '너도 키스하는 거 좋아?' 하던 걸 멈추고 이렇게 물어본다고 해서 네가 바보가 된다거나, 분위기를 망치는 게 아니야. 오히려 네가 친절하고 사려 깊은 사람이란 걸 보여 주는 거지.

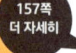

혹시 새로운 걸 시도하려고 한다면, 상대의 의견을 다시 물어봐야 해. 그들의 동의가 여전히 유효한지 확인해야지. 그리고 상대가 키스를 원하지 않는다고 해도, 혹은 키스까지는 좋지만 그 이상은 원하지 않는다고 해도, 그들에게 부담을 주어서는 안 돼.

준비되지 않은 무언가를 요구하면서 스트레스를 받는 대신, 서로에게 좋은 것들을 하면서 그 순간을 즐겨 봐.

키스에 대한 강박

키스는 네가 준비되었을 때 하는 거야. 하지만 또래 압력 때문에 키스에 대한 강박이 생길 수도 있어. 너만 그런 건 아니야.

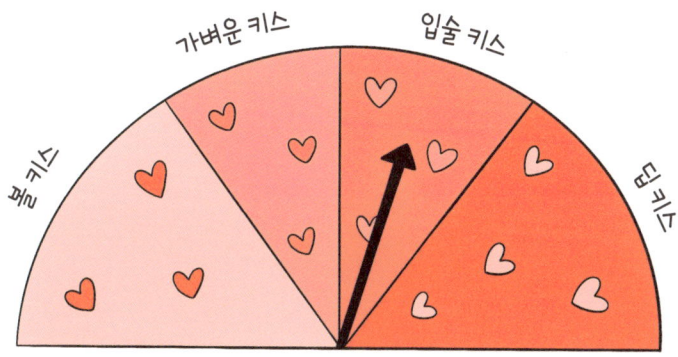

열네 살 때 남자 친구가 있었는데, 그 애가 나한테 바라는 건 오직 키스밖에 없는 것 같았어. 아마도 친구들이 엄청 스트레스를 줬겠지. 그 애는 키스를 하고서 친구들에게 이야기해야 했을 거야. 내 친구들도 마찬가지긴 했어. '키스했어? 아직 안 했어?' '어땠어?' 날마다 물어보는 친구들 때문에 결국 그 애와 키스를 하게 되었어. 별로 좋지 않더라고. 그러고 나서 우리는 헤어졌어. 열여섯 살 때 새로운 남자 친구를 만났는데, 나는 몇 달 동안이나 키스를 하고 싶은 생각이 들지 않았어. 아마도 열네 살 때 있었던 일이 오랫동안 마음에 남았던 것 같아. - 사만다

사람들의 성장 속도는 모두 달라. 하지만 너는 빨리 모든 경험을 끝내야 한다고 생각할지 몰라. 키스는 물론이고 섹스까지도. 그래야 남들에게 뒤처지지 않는다고 생각하겠지. 십대 때 흔히 가질 수 있는 생각이야. 하지만 서두를 필요 없어. 미래에 너와 키스를 하려는 사람이 한 트럭은 될 테니까. 네가 준비가 되면 그들이 널 기다리고 있을 거야. 입을 쭉 내밀고서 말이야.

어떻게 하면 키스를 잘할 수 있을까?

우리가 정말 많이 받는 질문이야. 그런데 키스에는 절대적인 기준이란 게 없어. 사람마다 취향이 다르니까. 네가 키스를 잘하는 사람이 되려면, 상대가 어떤 취향인지, 뭘 좋아하는지 알아내는 수밖에 없어. 그러니까 질문을 많이 해야지. '이건 어때? 부드럽게 하는 게 좋아?' 상대를 배려하는 것이 바로 키스 전문가가 되는 지름길이야. 너도 어떤 키스를 받으면 좋을지 생각해 봐. 그리고 그 느낌을 만들어 보려고 노력해 보는 거야.

키스하고 싶은지 잘 모르겠어

네 맘이 확실하지 않다면 이렇게 말해도 돼. '솔직히 잘 모르겠어. 일단 시작한 다음에 괜찮은지 봐도 될까?' 아니면 이렇게 표현하는 방법도 있어.

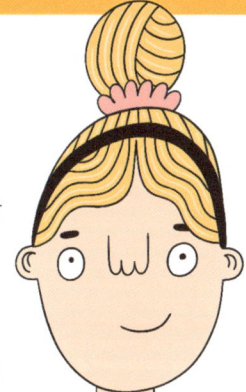

> 좀 천천히 가면 좋겠어.

> 난 키스를 많이 안 해 봤어. 우리 너무 서두르지 말자.

> 조금 불편하기도 하고, 내 맘을 나도 잘 모르겠네. 내가 그만하라고 하면 멈춰야 해, 알았지?

경험이 많은 어른도 키스를 할 때는 긴장해. 누군가와 신체적인 접촉을 하는 게 쉬운 일은 아니니까. 네 자신을 잘 관찰해 봐. 어떤 감정인지. 너무 긴장된다면 스스로를 몰아세울 필요 없어. 아까도 얘기했지만, 네가 키스할 기회는 앞으로도 많으니까!

> 어린 친구들에게 조언을 한다면 이 말을 꼭 해 주고 싶어. 본인에게 맞는 속도로 가라! - 아눅, 18세

> '싫어'라는 말을 듣는 것보다 더 무서운 건, 진심이 아닌 '좋아'를 듣는 거야. - 네보 지신

성적 흥분

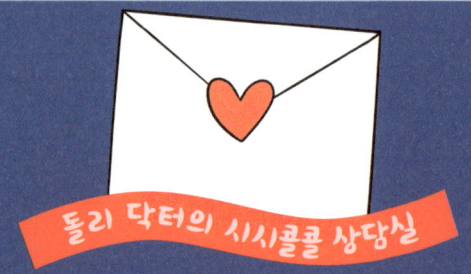

돌리 닥터의 시시콜콜 상담실

❝ 섹스나 성적 행위와 관련된 걸 볼 때마다 너무 흥분되면서 기분이 좋더라고요. 이게 정상인가요? 아니면 제가 좀 이상한 건가요? ❞

❝ 저는 열네 살인데요, 시도 때도 없이 흥분돼요. 도와주세요! ❞

나는 《돌리》라는 청소년 잡지에 글을 쓰곤 했어. 잡지에 온 고민 상담 편지의 25퍼센트가 누군가에게 반했다는 내용이었어. 누군가에게 성적으로 끌린다거나, 단순히 성욕을 느낀다는 내용들도 있었지. 예를 들면 키스는 어떻게 하나요? 좋아하는 사람이랑 더 가까워지는 방법은 무엇인가요? 같은 질문들!

이런 질문을 하는 대부분의 친구들은 아직 섹스 경험이 없었어. 그 친구들은 무척이나 자연스러운 감정을 경험하고 있었지. 아이들이 '흥분된다'고 표현한 그 느낌 말이야. 그건 사춘기가 시작됐고, 성욕이 싹트고 있다는 증거야. 남자애들은 종종 발기에 대해 묻기도 했어. 어떤 독자는 그 느낌을 이렇게 표현하기도 했어. '아래가 번쩍번쩍했어요.' 수년 동안 이 질문은 바뀌지 않았어. 성적 흥분과 성욕은 거의 모든 사람들이 경험하는 감정이야. 그리고 대부분은 사춘기에 처음 알게 돼.

이 새로운 느낌을 좋아하는 친구들도 있었지만, 불안해하는 친구들도 많았어. 왜 그럴까? 이유야 많이 있겠지만, 아마도 그중 하나는 성욕에 대해 배운 적이 없기 때문일 거야. 사람들이 얘기하기를 꺼리는 주제니까. 특히 네가 어릴 때는 더 그렇지.

– 멜리사

그래서 뭐가 어떻게 된다는 거야?

그러니까 어느 날 갑자기 네 몸에 간질간질하게 기분 좋은 느낌이 생긴 거야. 넌 그게 섹스와 관련되어 있다는 건 알아. 하지만 왜 그런지, 어떻게 그렇게 되는지는 정확히 모를 거야. 그리고 그걸 마음대로 제어하지도 못하지. 게다가 아무도 너와 이런 이야기를 하려 들지 않잖아.

그러니까 우리랑 지금 얘기해 보자.

성적 흥분은 신체적인 반응이야. 누군가와의 접촉으로 그렇게 되기도 하지만, 아무런 접촉 없이도 가능해. 꿈을 꾸다가 흥분하기도 하고, 누군가를 생각하면서 흥분하기도 해. 이건 네가 섹스에 대해 생각하게 만드는 신체적 신호야.

그리고 이 모든 건 사춘기의 호르몬 변화로부터 시작해. 사춘기에 성적 흥분을 느끼는 건 아주 자연스러운 거야. (물론 그렇지 않은 사람들도 있어. 그것 역시 자연스러운 거야. 우린 모두 다르니까.)

간혹 십대가 성욕을 느낀다는 사실을 **어색하게** 생각하는 어른들도 있어. 이게 참 아이러니한 일이기도 해. 그들도 분명 사춘기를 지나왔을 테니까. 우리도 마찬가지야. 호르몬이 요동치는 사춘기 시절을 거쳐 왔지. 그렇지만 이런 경험들은 아주 개인적인 거니까, 드러내 놓고 말하는 게 부끄러운 사람들도 있을 거야.

사춘기 시기에 성적 흥분을 만드는 건 호르몬이지만, 그것 말고도 성욕에 영향을 끼치는 요소는 많아. 그 순간의 기분, 지난 경험들, 상대에 대해 느끼는 감정, 다른 사람이 나를 어떻게 생각할까 걱정하는 마음 등 많은 것들이 네 신체 반응을 다르게 만들 수 있어. 성적으로 흥분하는 건 멋진 일이지만, 그게 동의를 방해해서는 안 돼.

누가 더 성욕이 강하다고?

혹시 남자가 여자보다 성욕이 강하다는 얘기를 들어본 적 있니? 물론 이건 사실이 아니야! 의사인 내가 자신 있게 말할게. 여자의 성욕은 남자의 성욕과 별 차이가 없어. 물론 다른 사람에 비해 훨씬 강렬한 성적 흥분을 경험하는 사람이 있고, 또 성욕을 거의 느끼지 않는 사람들도 있어. 하지만 이건 개인적인 차이지, 남녀의 차이가 아니야. - 멜리사 많은 사람들이 아직도 남자가 여자보다 성욕이 더 강하다고 믿고 있어. 이런 잘못된 믿음이 남자의 성욕은 정상적이고 인정할 만하지만, 여자의 성욕은 비정상적이라는 이상한 편견을 심어 줄 수 있어.

예를 들어 볼게. 어떤 여자가 성욕을 느껴. 그건 자연스러운 거잖아. 그런데 그녀가 좋아하는 사람이 그걸 이상하게 생각한다면 어떻게 될까? 여자는 자기가 성욕을 느낀다는 사실을 인정하기가 꺼려질 거야. 비난받을까 봐 두려워지는 거지. 물론 반대의 경우도 있어. 성욕이 별로 없는 남자가 있다고 생각해 봐. 이것 또한 너무나 자연스러운 일이지만, 그 남자는 친구들 앞에서 안 그런 척 연기를 할 수도 있어. 얼마나 바보 같고, 부당한 일이야?

> 남자가 성욕이 더 많을 거라는 기대가 있긴 해. 섹스도 더 많이 할 거라고 생각하고. 반면에 여자는 성욕이 별로 없고 내성적일 거라고 생각하지. 하지만 현실에서는 전혀 그렇지가 않더라고. 내가 만난 여자애들 중에는 자기가 원하는 걸 얻어 내기 위해 꽤 저돌적으로 행동하는 애들도 많았고, 나보다 적극적인 애들도 많았어. - 주크, 17세

> 수줍음이 많은 남자애들도 많아. 그 애들은 수동적이고 소극적이야. 경험도 많지 않지. 그 애들은 어떤 상황이든 신중하게 행동하길 원하고, 상대를 배려하려고 해. - 드리슈터, 14세

성적 흥분과 동의

성적 흥분은 이전에 해 본 적이 없는 일을 시도하게 만드는 동기가 될 수 있어. 네가 준비가 되었다면 전혀 문제 될 게 없지만 어떻게 해야 할지 잘 모르겠다는 생각이 든다면 잠시 미뤄도 괜찮아.

이때 네가 명심해야 할 것이 있는데, 그건 바로 너의 성적 흥분을 핑계 삼아 다른 사람을 압박해서는 안 된다는 거야. 그래서 **동의**가 꼭 필요한 거지.

네가 누군가를 좋아하게 되었다고 치자. 너는 그 사람이 너무 좋아서 빨리 서로의 몸을 탐험하고 싶어. 하지만 그 사람은 네 생각과는 달리 천천히 가고 싶을지도 몰라. 이럴 때 너는 **그 사람의 속도를 존중해야 해**. 그리고 그 사람이 동의하지 않은 몇몇 행동들에 대해서도 인정해야 해.

성적 흥분을 참다가 죽은 사람은 없거든. 너는 한껏 달아올랐지만 상대방이 전혀 원하지 않을 경우에 네 흥분을 가라앉히는 방법들을 몇 가지 알려줄게. 심호흡을 하거나, 물을 마시거나, 산책을 해도 좋아. 자신에게 맞는 방법을 찾아서 스스로를 제어해야지.

혼자서 자위를 통해 열기를 발산할 수도 있어. 자위는 네 몸과 성에 대해 배울 수 있는 좋은 기회야. 물론 너의 성적 흥분도 완화시켜 줄 수 있지.

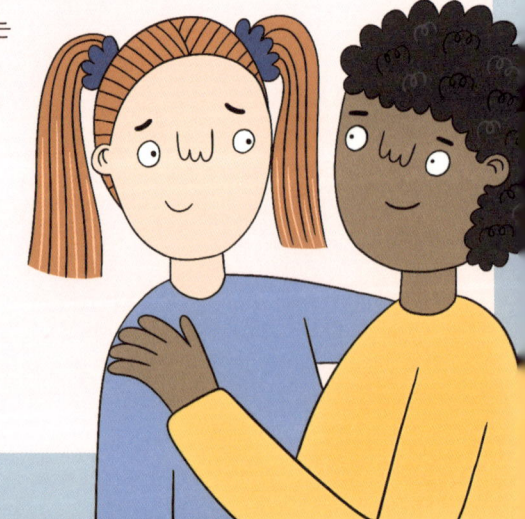

포르노는 최악의 선생님

> 내가 포르노를 처음 본 건 열세 살 때였어. 그야말로 우연이었지. 텀블러에서 스크롤을 내리고 있는데, 갑자기 내 스크린에 여자 누드 사진이 뜬 거야. - 케라, 18세

포르노를 보면 두 사람이 아무런 말도 없이 섹스를 시작해. 물론 몇몇 짧은 대화가 오고가진 하지만, 어쨌거나 두 사람은 **대화**를 거의 하지 않아. 당연히 서로의 동의를 구하지도 않고. 이건 정말 너무나 비현실적이야. 실제 섹스는 엄청 시끄럽고, 웃음도 많거든. 그리고 대부분은 대화를 통해 시작돼. '우리 시작할까?', '내가 이렇게 해도 될까?' 동의의 기본 질문들이지! 대화도 없이 갑자기 서로의 옷을 막 벗기는 건 영화에나 나오는 설정이야.

포르노는 주로 이성간의 관계를 표현하는 경우가 많은데, 거기에는 사람들이 불쾌하게 생각할 만한 행위들이 많이 포함되어 있어. 누군가를 비하하고 고통을 주는 행위, 심지어 폭력에 해당하는 행위들에 무감각해지는 부작용을 낳을 수 있어.

확실하게 해두고 싶은 말이 있어. 네가 포르노에서 보는 것들은 실제 섹스에서 사람들이 원하는 것과는 아주 거리가 멀어. 네가 포르노를 섹스 선생님으로 생각한다면, 미안하지만 넌 최악을 길을 가고 있는 거야.

연구 결과에 따르면 아이들은 초등학교 고학년 때부터 포르노에 노출된다고 해. 아직 사춘기가 시작되지 않은 아이들에게 포르노는 꽤 무서운 경험이 될 수 있어. 섹스에 대한 잘못된 편견을 심어 줄 수도 있고, 실제 섹스에 대한 흥미를 떨어뜨리는 부작용을 낳을 수도 있지.

포르노를 완전히 피하는 건 어려운 일일지도 몰라. 그러니까 넌 이걸 꼭 기억했으면 좋겠어. 포르노에서 네가 보는 것들은 모두 가짜야. 실제로는 싫어할 만한 행위들을 하면서 좋아하는 척 연기를 하는 거지. 게다가 대부분의 포르노는 여성에게 가학적인 행위를 해. 솔직히 포르노에서 네가 섹스에 대해 배울 수 있는 건 아무것도 없다고 보면 돼. 섹스에 대해 배우고 싶다면 책을 읽거나, 물어보거나, 경험하는 수밖에 없어.

중요한 점 한 가지 더, 포르노를 보여 주는 것도 동의가 필요해. 동의 없이 상대방을 포르노에 노출시키는 것은 용납될 수 없어. 일부 상황에서는 성폭력이 될 수도 있는 일이야.

성폭력이 뭐야?

성폭력은 상대가 원치 않는 성적 행위나 말을 통해 상대방에게 성적 불쾌감이나 수치심을 느끼게 하는 모든 행위를 말해. 성폭력에 해당하는 행위는 다양해. 외모에 대한 성적인 평가나 비유, 외설적인 사진을 보내는 것도 포함되지. 이건 서로의 합의 아래 이뤄지는 성적 행위와는 전혀 다른 거야.

성적 행위의 진행 과정

십대는 격렬한 변화를 겪는 시기야. 연구에 따르면 성적 발달에 있어서 사람들은 대체로 비슷한 진행 과정을 거치는 경향이 있대. 물론 이 순서를 지킬 필요는 없어. 또 서두를 필요도 전혀 없지. 우린 모두 다르잖아. 하지만 대략적인 진행 과정을 안다면 네 성적 발달을 이해하는 데 도움이 될 거야.

성적 흥분을 느끼기 시작한 초기에 네가 느끼는 감정이 무엇인지 파악하려고 할 거야. 그러다가 데이트를 하게 되거나, 누군가와 사귀게 된다면 그들과 손을 잡거나 키스를 할 수도 있지.

그리고 좀 더 지나면 자위를 하게 될 거야. 자위란 자신의 성기를 자극해서 성적 흥분을 경험하는 거야. 또 혼자서 포르노를 보거나, 누군가와 성적인 대화를 주고받을 수도 있어. 이런 것들은 육체적인 접촉이 있기 전에 할 수 있는 행동들인데, 모두가 섹스의 방식 중 하나고, 성적 행위의 일부분이야.

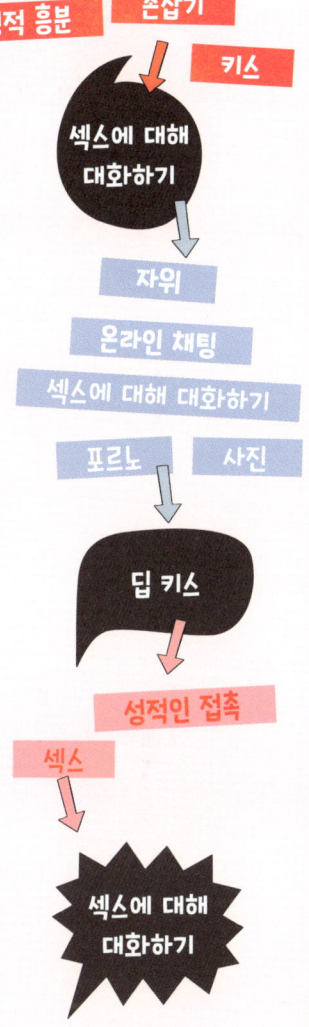

> 정기적으로 자위를 하는 것은 성 건강뿐만 아니라, 일반적인 건강에도 도움이 된다는 걸 많은 연구들이 보여 주고 있습니다.
> – 앨런 매키 교수

너는 곧 딥 키스를 하게 될 테고, 시간이 더 지나면 파트너와 서로의 몸을 만지는 '성적 접촉'을 하게 될 거야. 서로의 몸을 만짐으로써 성적인 감각을 높일 수 있지. 그리고 어느 날, 드디어 너는 섹스를 하기로 마음먹게 되겠지.

이 모든 과정에서 네가 잊지 말아야 할 것이 있어. 파트너와 직접 만나서 하는 행위든, 육체적 접촉 없이 온라인에서 이루어지는 행위든, 모든 성적 행위에는 **동의**가 바탕이 되어야 한다는 거야. 무엇을 하든 서로가 적극적이고 긍정적으로 느끼는 것이 중요해.

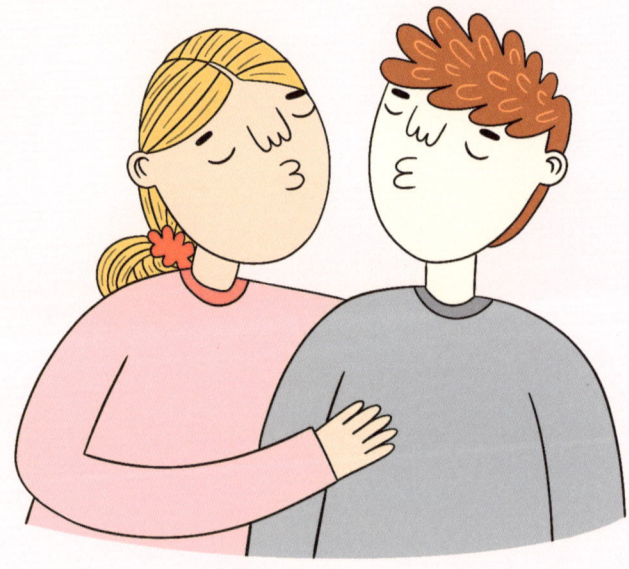

> 내가 아는 사람들 중에는 섹스를 먼저 한 다음, 단계를 거슬러 올라간 사람들도 있어. 나중에 키스를 하고, 손을 잡게 된 거지. 물론 이건 우리가 건강한 관계에 대해 얘기를 나누기 전에 일어난 일이야. - 누들스, 15세

섹스에 관한 잘못된 믿음

재미있는 사실 몇 가지 알려 줄까?

- ★ 많은 십대가 어떠한 성적 행위도 하지 않은 채 고등학교를 졸업해. 이건 지극히 정상이야.
- ★ 성적 감정과 끌림은 시간이 지나면서 달라질 수 있어.
- ★ 섹스에서 즐거움을 기대하는 건 당연한 거야. 섹스를 할 때 즐거운 느낌이 들도록 자연이 우리 몸을 만들어 놓았거든.
- ★ 섹스는 단순한 오락적인 행위가 아니야. 조금 더 친밀한 정서적 소통이지.

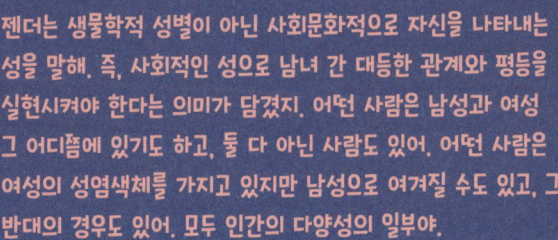

젠더는 생물학적 성별이 아닌 사회문화적으로 자신을 나타내는 성을 말해. 즉, 사회적인 성으로 남녀 간 대등한 관계와 평등을 실현시켜야 한다는 의미가 담겼지. 어떤 사람은 남성과 여성 그 어디쯤에 있기도 하고, 둘 다 아닌 사람도 있어. 어떤 사람은 여성의 성염색체를 가지고 있지만 남성으로 여겨질 수도 있고, 그 반대의 경우도 있어. 모두 인간의 다양성의 일부야.

내가 좋아하는 건 뭘까?

사랑에 빠지는 단계, 키스하는 단계를 지난 너는 이제 너만큼이나 섹스에 관심이 많아진 상대와 조금 더 진한 육체적 관계를 맺을 준비가 되었어. 야호! 서로를 껴안고, 키스를 하게 될 수도 있지. 어쩌면 상대의 은밀한 곳을 만지고 싶을지도 몰라. 가슴이나 허벅지, 서로의 성기…. 이렇게 해야겠다, 저렇게 해야겠다, 떠오르는 생각들이 있을 수도 있어. 하지만 어떻게 하면 좋을지 확실하지 않아도 괜찮아. 그 순간을 탐색하면서 네가 편안하게 느낄 수 있는 너만의 방식을 찾아서 발전시키면 돼.

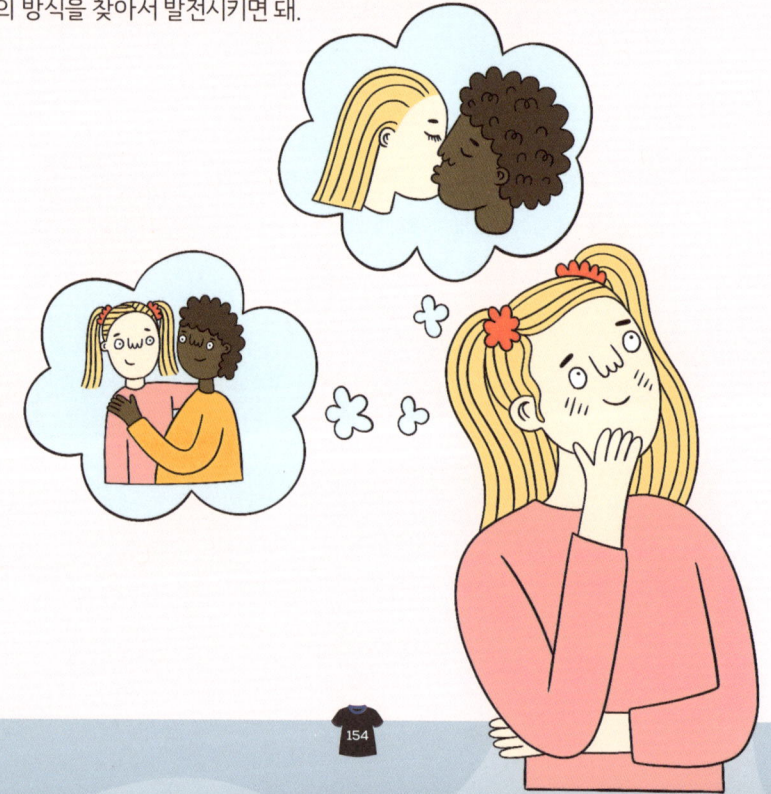

> 내 애인은 언제나 똑같은 패턴을 고수했지. 마치 엄숙하고 진지한 의식 같았어! 그 다음 애인은 재미있고 말이 많았어. '네가 그렇게 하니까 좋아.', '지금 그건 좀 별로다.' 쉽게 대화를 나눌 수 있어서 더 좋았어. – 유미

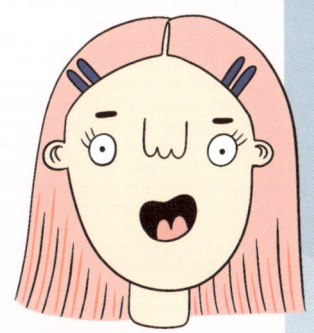

네가 기억해야 할 중요한 몇 가지를 알려 줄게.

★ 혼자 하든, 누군가와 함께 하든 성적 탐험은 재미있어야 해. 물론 유쾌할 수도, 어색할 수도, 실없을 수도, 시끄러울 수도, 조용할 수도 있지. 어떤 것이든 너한테 맞는 것이면 오케이야!

★ 섹스는 즐거워야 해. 자연이 그렇게 만들었어. 그러니까 원하는 것이 있거나, 시도해 보고 싶은 것이 있다면 주저하지 말고 상대에게 말해 줘. 별로 하고 싶지 않은 것이 있다면 그것도 망설이지 말고 말해 줘. 네 파트너도 그걸 바랄 거야. 부끄럽다는 이유로 싫은 걸 계속할 필요는 전혀 없으니까!

★ 경험이 별로 없다면 서로에게 질문을 많이 하면 돼. 큰 도움이 될 거야.

★ 섹스는 누군가를 위한 '공연'이 아니야. 네 몸의 감각과 느낌을 최대한 활용해 봐. 우리가 섹스를 할 때 해야 한다고 생각하는 것들은 TV나 영화, 포르노에서 영향을 받은 게 많아. 그리고 이런 것들은 실제의 선호도와는 아주 거리가 멀어. (149쪽을 봐.)

★ 네가 뭘 하든 아파서는 안 돼. 네가 뭘 시도했는데 아프다면, 그런데 그게 네가 특별히 원한 것도 아니라면 당장 그만둬야 해.

★ 돌아가면서 리드하는 것이 좋아. 네가 항상 리드할 필요도 없고, 항상 따라가기만 할 필요도 없어.

★ 변화를 받아들여. 지난주에 좋았던 것이 이번 주에는 싫을 수도 있어. 그래도 괜찮아. 그냥 네 생각을 말해 주면 돼. 마찬가지로 네 파트너가 원하는 것이 바뀌어도 그걸 존중해 줘야 돼. 끊임없이 대화를 하면서 그 순간 서로가 원하는 걸 해 주려고 노력해 봐.

★ 안전 문제를 가볍게 여기지 마. 너와 네 파트너가 삽입 섹스를 하기로 마음먹었다면 임신과 감염이 현실이 될 수 있어. (164쪽에서 더 자세히 다룰 거야.) 두 사람 모두 잠재적인 가능성에 대해 확실히 인지한 다음 동의를 해야 해. 혹시 누군가 안전장치를 거부할 경우 상대는 언제든지 섹스를 거부할 수 있어.

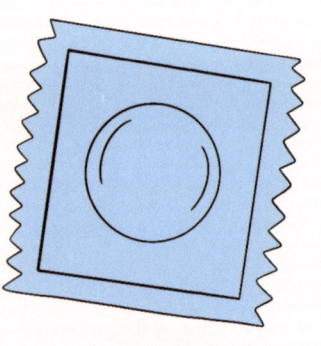

기억해! 동의는 양방향이야. 심지어 50년 동안 함께 지낸 파트너라고 해도 여전히 성적 관계를 맺을 때는 두 사람 모두 동의했는지 꼭 확인해야 해.

분위기를 망친다고?

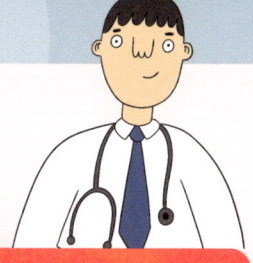

'친밀한 관계에서 상대방에게 원하는 것을 어떻게 물어보나요?' 청소년에게 이렇게 물으면, 압도적으로 많이 나오는 대답이 있습니다. '그런 건 절대 물어보면 안 돼요. 그러다가 분위기를 다 망치니까요!' 이 말을 들을 때마다 꼭 해 주고 싶은 말이 있어요. 자신이 원하는 걸 말한다고 해서 절대 분위기를 파괴하는 게 아니라는 걸요. 사실은 그 반대예요! - 앨런 매키 교수

대체 분위기를 망친다는 그 이상한 생각은 어디서 온 것일까? 상대가 괜찮은지 물어본다고 해서 분위기가 깨지지 않거든. 피임 도구를 사용하기 위해 잠시 멈춘다고 해서 분위기가 깨지지 않아. 상대가 원하는 게 뭔지 묻는다고 해서 분위기가 깨지는 게 아니야. '우리 좀 천천히 갈까?'라고 말한다면 말 그대로 그냥 천천히 가게 될 뿐이지. 이 모든 건 동의에 필수적인 의사소통이야. 그리고 실제로는 이런 것들이 섹스를 훨씬 더 즐겁게 만들어! 제대로 된 절차를 밟지 않는 것이야말로 정말 분위기를 망치는 거지!

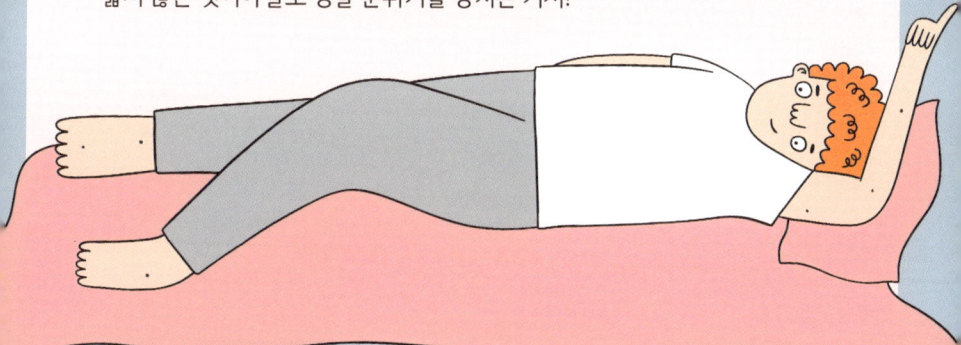

특히 너와 네 파트너가 경험이 없다면 질문은 더욱더 중요해.

모든 과정에서 동의가 이뤄져야 해. 그건 너와 네 파트너가 오래된 연인이라도 마찬가지야. 누군가와 오래 함께하다 보면, 혹은 성적 접촉이 이미 몇 번 있었다면 상대의 말이 아닌 행동에서 동의를 읽어 낼 수 있게 될지도 몰라. 예를 들어, 너를 쳐다보는 독특한 눈길에서 상대가 키스를 원한다는 걸 파악할 수 있게 되는 거지. 하지만 조금이라도 마음에 걸리는 게 있다면 확실히 확인하는 것이 좋아.

> 동의를 구해야 한다는 생각이 분위기를 망치는 건 아닌가, 고민될 수도 있어. 그렇지만 동의는 필수적인 거야. 암시적인 동의는 충분하지 않아. 확실한 말을 들어야 해. - 잭슨, 22세

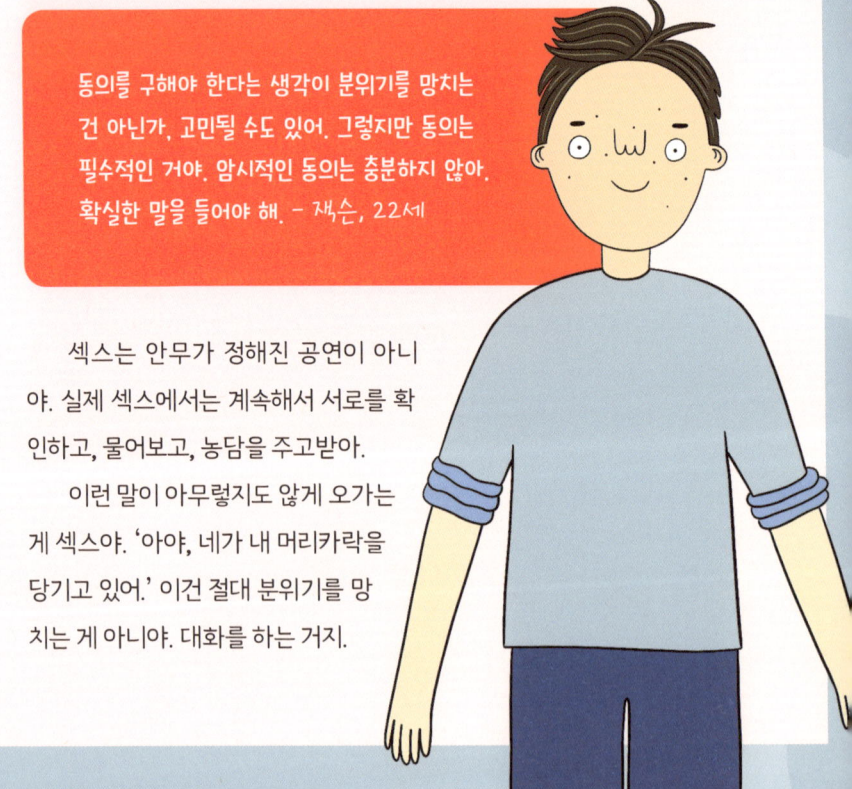

섹스는 안무가 정해진 공연이 아니야. 실제 섹스에서는 계속해서 서로를 확인하고, 물어보고, 농담을 주고받아.

이런 말이 아무렇지도 않게 오가는 게 섹스야. '아야, 네가 내 머리카락을 당기고 있어.' 이건 절대 분위기를 망치는 게 아니야. 대화를 하는 거지.

분위기를 망치지 않는 것 # 분위기를 망치는 것

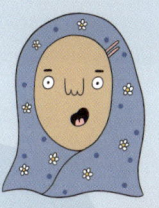

이거 괜찮아?

우리 발톱 자를까?

이렇게 하는 거 기분 좋아?

우리 계속할까?

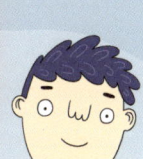

내 방귀 소리 들어 볼래?

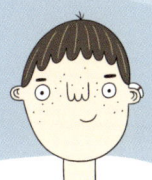

엄마가 방 청소 하래.

그거 정말 좋다!

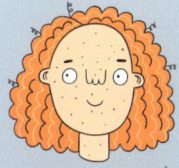

좀 천천히 하면 어때?

우유만 먹으면 배가 아파.

나 아무래도 감기에 걸린 것 같아.

그냥 확인하는 건데, 너 괜찮아?

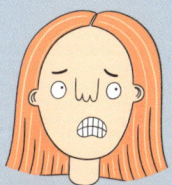

그만하고 싶으면 언제든 말해.

저 비둘기 깃털에 이가 있는 것 같아.

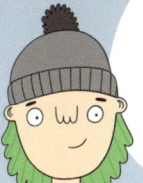

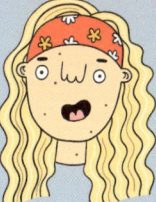

정말 분위기를 깨지 않는 거죠?

오 마이 갓! 그래, 확실해! (솔직히 두 사람이 함께 있기를 바란다면, 분위기를 망치는 건 세상에서 가장 어려운 일이야.) 그리고 잠시 분위기를 좀 망쳤다고 치자. 그게 뭐 어때서? 둘만 원한다면 분위기는 언제든지 다시 만들 수 있어. 그러니까 걱정 마!

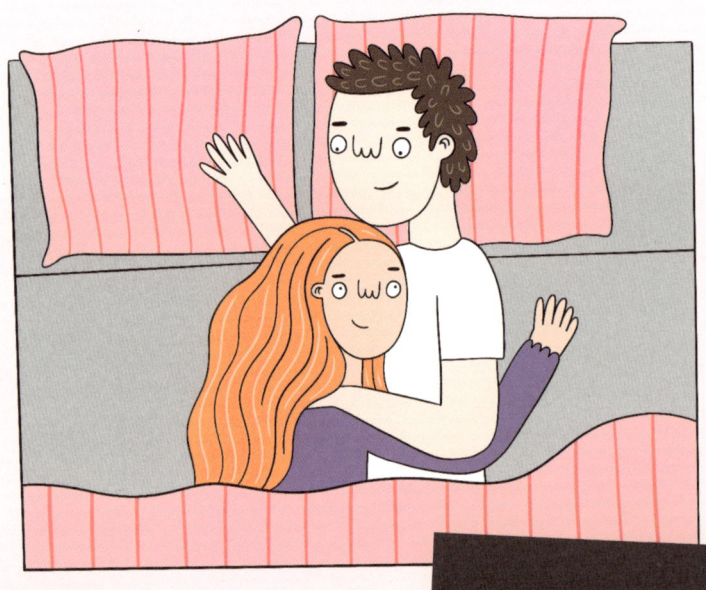

여자로서, 가끔은 싫다고 말하기가 힘들 때가 있어요. 오랫동안 잘못된 성 역할을 강요하는 사회에서 교육받아 왔으니까요. '여자는 섹스를 할 때 항상 웃으면서 좋다고 말해야 한다.'
- 캐서린 럼비 교수

'내 생각에 저기 있는 비둘기 깃털에 이가 있는 것 같아.' 상대방이 이런 말을 한다면 나는 너무 웃겨서 배를 잡고 뒹굴 거야. 그러고 나서 하던 걸 계속 하겠지. 그게 뭐가 되었든 간에. 그러니까 솔직히 이런 것도 분위기를 망치는 이유가 되지는 않아. - 유미

즐거움을 찾는 건 당연해

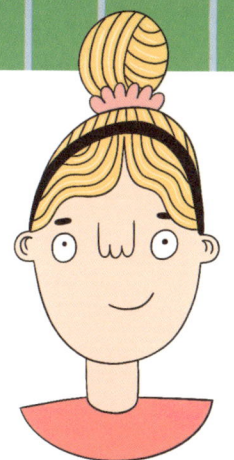

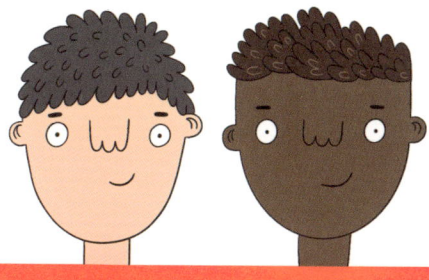

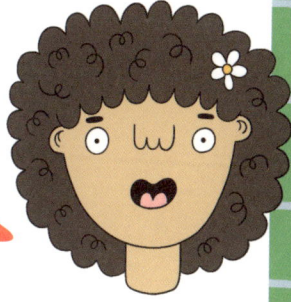

스킨십에서 즐거움을 찾는 게 도덕적으로 옳지 않은 일이라고 말하는 사람들이 있어. 하지만 나는 그렇게 생각하지 않아. 좋아하는 사람과 포옹을 하고 키스를 하는 게 즐겁지 않다면 그게 무슨 의미가 있겠어? - 멜 리

두 사람 모두 적극적으로 참여한다면 섹스는 정말 재미있는 일이 될 수 있어. 너와 네 파트너 모두 편안하고 기분이 좋다면 그건 아주 좋은 신호야. 네가 제대로 하고 있다는 거니까!

그런데 이 책을 위해 인터뷰를 했던 많은 전문가들이 입을 모아 말하는 사실이 하나 있어. **몇몇 여자들은 섹스를 할 때 충분한 즐거움을 기대하지 않는다는 거야**. 너무 안타까운 일이지. 왜냐하면 섹스는 모두에게 즐거워야 하고, 재미있어야 하니까. **남자가 섹스에서 즐거움을 기대한다면, 당연히 여자도 그래야지**.

의사로서 십대와 대화할 때도 건강 칼럼 '돌리 닥터'에 글을 쓸 때도 같은 사실을 확인할 수 있었어. 여자애들은 분명 남자애들만큼 성욕을 느끼지만, 섹스를 할 때는 남자의 즐거움을 우선시한다는 걸 말이야. - 멜리사

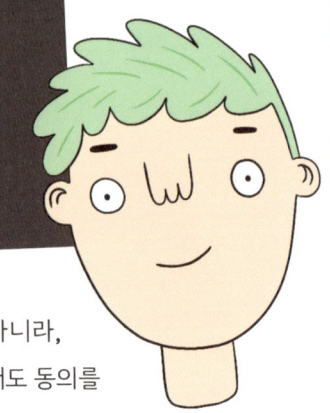

이건 이성 관계뿐만 아니라, 다른 모든 관계에서도 동의를 헷갈리게 만드는 요인이 될 수 있어.

즐거움의 불균형이 계속된다면, 그걸 계속 하고 싶은 건지 스스로에게 반문하게 될 테니까. 그런 생각을 하면서도 너는 상대방에게 즐거움을 주고 싶을 거야. 그러니까 서로 대화를 하는 것이 중요해. 각자가 좋아하는 것, 싫어하는 것, 원하는 것에 대해 이야기를 나눠 봐. 대화를 통해 서로에 대해 알아가는 거야.

그리고 여자의 즐거움 또한 남자의 즐거움만큼이나 가치 있고, 의미 있고, 성취 가능하다는 것을 이해한다면 두 사람 모두에게 큰 도움이 될 거야.

만약 누군가 불편함, 혐오감 혹은 고통을 느낀다면 그건 맞지 않는 행동이야. 당장 멈추어야 해. 네가 준비가 안 되었을 수도 있고, 혹은 제대로 하지 않았을 수도 있어. 어쩌면 그냥 너랑 안 맞는 것일 수도 있지!

원치 않는 고통을 참아 가며 계속해야 할 만큼 중요한 성적 행위는 이 세상에 없어.

우리의 조언은 이거야. 서두르지 말고, 네 몸을 가장 잘 아는 사람은 너라는 걸 믿어! 어떤 성별이든, 누구나 유쾌하고 편안한 분위기에서, 상호적인 동의 안에서 즐거움을 경험할 자격이 있어.

> 나는 나 자신과 약속했어. 내 몸을 더 존중하기로! 나는 의무감 때문에 섹스를 하지 않기로 했어. 네 머릿속이 집이고, 기억이 인테리어라고 생각해 봐. 나는 내 머릿속이 멋진 공간이 되었으면 좋겠어. 못생긴 기억으로 그곳을 꾸미고 싶지는 않아. - 니 떼자

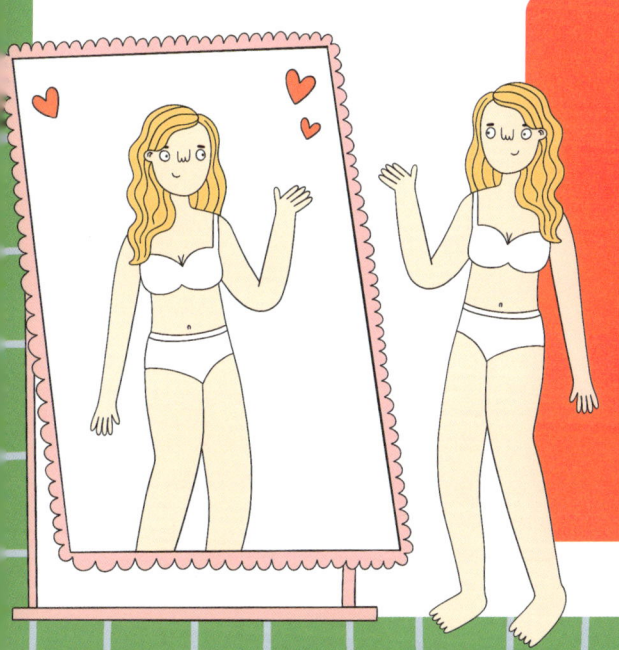

> 나이가 들면 우리는 자신의 몸을 성적으로 탐구하기 시작합니다. 이때 우리가 해야 할 일은 자신에게 좋은 느낌이 뭔지 알아내는 거예요. 그렇기 때문에 자위가 아주 중요해지는 거죠. 자기가 좋아하는 걸 확실히 알아야, 싫은 것도 확실히 알 수 있으니까요.
> - 캐서린 럼비 교수

돌리 닥터의 편지

영화《클루리스》를 보면 주인공인 셰어가 누구와도 섹스를 하지 않는 이유를 설명하는 장면이 나와. '내가 신발 고르는 데도 얼마나 까다로운지 알지? 겨우 내 발에 닿는 건데도 말이야.' 이 순간 셰어의 열다섯 살 자아는 자신의 경계에 대한 자신감과 신체 결정권에 대한 존중감을 마구 뿜어내고 있어.

성적으로 건강하다는 것은 몸과 더불어 정신도 건강하다는 거야. 그건 스스로를 존중하는 마음과 상호적인 성적 경험을 통해 얻어지는 거지. 그리고 성 건강을 위한 노력은 네가 실제 섹스를 하기 훨씬 전부터 시작되어야 해.

성 건강에는 섹스를 통해 얻을 수 있는 결과, 즉 원치 않는 임신이나 성병 감염 등을 피하는 것도 포함되어 있어. 물론 이런 얘기는 아직 너와 거리가 멀 수도 있고, 아주 가까울 수도 있지. 네가 누구든, 몇 살이든 비밀이 보장된 상태에서 의사의 조언과 진료를 받을 권리가 있어. 의사는 너에게 필요한 정보를 제공하고, 성병 검사와 치료를 해 주는 사람이야. 혹은 임신에 대해서도 논의할 수 있지.

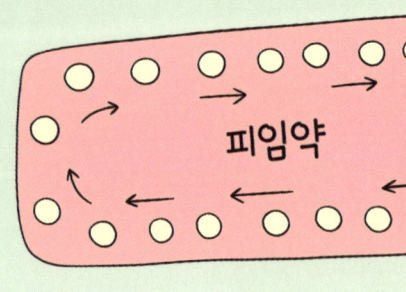

원치 않는 임신과 성병 피하기

성교육 시간에 콘돔에 대해 배운 적 있지? 콘돔은 제대로 사용한다면 효과적인 피임 도구(임신을 예방하는 물건)일 뿐만 아니라, 성병 감염 예방에도 큰 도움을 줘. 사용법이 간단하고, 몸에 해롭지 않아서 많은 사람들이 피임을 위해 선택하는 방법이지. 콘돔은 다양한 곳(편의점, 약국, 자동판매기 등)에서 살 수 있어. 구하기도 쉽고, 구매할 때 네 나이를 말하거나 신분증을 보여 줄 필요도 없지. (물론 미성년자가 구입할 수 없는 콘돔도 있어.)

네 성 건강에 대한 구체적인 조언이 필요하다면 의사를 찾아가서 상담받는 것도 좋은 방법이야. 네가 아직 섹스에 관심이 없다면 피임은 네 관심사가 아니겠지. 오히려 넌 다른 것들이 궁금할 거야. 학교에서 하는 성교육은 정형화된 정보 중심인 경우가 많으니까. 어쩌면 학교에서 배우는 것 이상의 정보들을 알고 싶을 수도 있지.

피임이 네 주요 관심사라면 의사를 찾아가서, 네가 할 수 있는 피임 방법은 무엇이 있는지 알아보는 게 좋아. 의사는 피임약을 처방하거나 복용법을 알려 줄 수 있으니까. 물론 피임약을 먹었다고 해서 콘돔을 끼지 않아도 된다는 의미는 아니야. 성병 감염 예방을 위해 둘 다 사용하는 것이 좋아. 만약에 피임에 실패했을 경우 의사는 사후 피임약(응급으로 복용하여 인위적으로 임신 가능성을 낮추는 약물)을 처방해 줄 수도 있어. 사후 피임약은 부작용의 가능성이 높은 약물이기 때문에 반드시 의사의 처방이 필요해.

성병 검사를 받는 것도 네 성 건강을 돌보는 방법 중 하나야. 많은 사람들이 성병은 문란한 성생활로 얻는 병이라는 인식 때문에 검사를 꺼리기도 해. 하지만 성병 검사를 함으로써, 혹시 걸렸을지 모르는 성병의 치료를 앞당기고, 다른 사람에게 옮기는 것도 막을 수 있거든. 보통 소변으로도 간단하게 검사할 수 있어. 만약 추가 검사가 필요하다면 의사가 알려 줄 거야.

비밀 보장

실제로 의사를 어떻게 만나야 할까? 그리고 그들이 너와 나눈 대화를 비밀로 할지 어떻게 알까?

> 나혼자 의사를 따로 만나고 싶은데, 어떻게 예약을 해야 할지 모르겠어. - 탄스, 15세

대부분의 청소년은 부모나 보호자가 진료를 예약해. 그리고 그들을 병원까지 데려가고, 처방전을 받는 것도 도와주지.

네가 나이가 들면, 혼자서 의사를 만나고 싶어질지도 몰라. 섹스처럼 부모님 앞에서는 하기 힘든 이야기를 하고 싶을지도 모르니까. 물론 자녀와 섹스에 관해 터놓고 이야기하는 부모도 있을 거야. 여기서 부모에게 한마디! 연구에 따르면 부모가 자녀들과 성 건강에 대해 이야기를 많이 할수록, 자녀들이 더 안전한 섹스를 하게 된답니다!

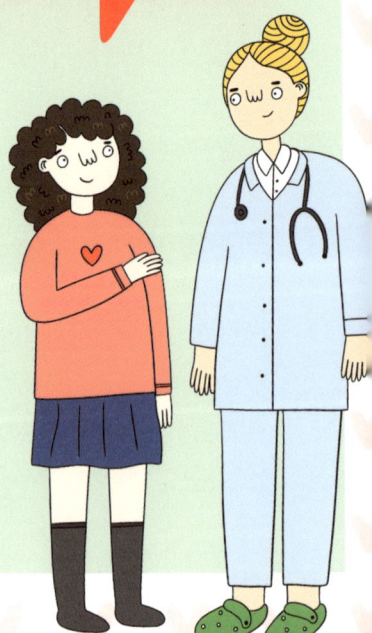

네가 알아 두어야 할 건 이거야. 네가 부모와 함께든 아니든, 너는 의사를 만날 권리가 있어. 아플 때마다 가던 병원에 가서 진료를 받아도 돼. 의사가 부모와 친하다 해도, 네가 받은 진료 내용을 부모에게 말할 수는 없어. 친분이 있는 의사에게 진료 받는 것이 부담스럽다면 너만의 주치의를 찾아도 좋아. 이때 부모님의 도움을 받을 수도 있고, 친구에게 소개를 받을 수도 있지.

어쨌거나 법적으로 의사는 환자의 개인 정보를 보호할 의무가 있어. 환자가 아무리 어려도 이건 똑같이 적용되는 거야.

물론 예외도 있지.

171쪽 더 자세히

1. 의사에게 특정 누군가와 네 진료 내용에 관해 이야기를 나눠도 된다고 네가 허락한 경우.

2. 의사가 판단하기에 네가 심각한 위험에 처했거나, 네가 다른 사람을 해칠 수도 있다고 여겨지는 경우.

3. 네가 심각하게 다쳤거나 학대당했다고 여겨지는 경우. 법적으로 의사는 너의 안전을 위해 이걸 보고할 의무가 있어.

> 열여섯 살 때, 의사를 만나 이렇게 말해야 하는 상황이 있었어.
> '부모님께는 말하지 말아 주세요.'
> – 코레이, 17세

> 부모나 보호자 없이 혼자 의사에게 진료를 받으러 간다 해도, 그걸 막을 수 있는 법은 없어. 그리고 네가 혼자 갈 계획이라면, 병원에 미리 연락해서 진료가 비공개로 진행되길 원한다고 요청할 수 있어.

돌리 닥터의 편지

성적 동의 연령

'성적 동의 연령'이라는 말을 들어 본 적 있니? 법적으로 타인과의 성적 행위에 동의할 수 있는 나이를 말해.

이건 백여 년 전에 어린이를 보호하기 위해 만들어진 법이야. 왜냐하면 그때는 어린 여자아이들이 결혼을 하는 경우가 많았거든. 12세 이상이면 합법적으로 결혼을 할 수 있었대. (농담 아니야.) 그러니까 한번 생각을 해 봐. 나이 많은 남편이 그 애들과 섹스를 하는 것이 합법이라는 얘기잖아. 그 시절은 소녀들에게 동의를 구해야 한다는 생각 따위는 안중에도 없던 때야. 결혼이 아니더라도 그때는 많은 청소년들이 섹스를 강요받거나 학대를 당했어. 그리고 가해를 한 어른들은 처벌도 제대로 받지 않았지.

오늘날의 상황은 조금 나아졌어! 법은 네가 섹스에 동의할 수 있는 최소한의 나이를 정해 놓았지. 그 기준은 나라마다 다르지만, 우리나라에서는 성인이 16세 미만의 상대와 섹스를 하면 법적인 처벌을 받아. 이 법은 너를 보호하기 위한 거야. 그러니까 법을 어기는 사람은 네가 아니라, 너와 섹스를 하는 사람이 되는 거지.

너는 자신이 성숙한 사람이고, 네 욕망과 몸을 완전히 통제할 수 있다고 느낄지도 몰라. 하지만 너보다 나이가 많은 사람과 너 사이에는 힘의 불균형이 있을 수밖에 없어. 너와 나이 차이가 별로 나지 않는 사람이라도 마찬가지야. 이러한 힘의 불균형이 너를 이용하고, 착취하는데 이용될 수 있어. 때로는 네가 의식하지도 못한 채 말이야.

104쪽 더 자세히

현재 우리나라 법에 따르면, 16세 미만인 사람은 섹스에 대한 동의 능력이 없다고 봐. 그렇기 때문에 너의 동의 여부와 상관없이 나이가 많은 상대방(19세 이상의 성인)은 처벌을 받을 수 있지. 협박이나 강요에 의한 섹스라면 더욱더 강력한 처벌을 받을 거고.

법에서 말하는 섹스란 뭔가요?

법적으로 정의된 '성관계', '섹스'는 단순히 음경이 질에 들어가는 섹스만을 말하는 게 아니야. 구체적인 것은 나라마다 다르지만, 우리나라에서는 구강 또는 항문에 성기를 넣는 행위 그리고 질 또는 항문에 신체나 도구를 넣는 행위를 포함하고 있어.

동의 연령이 안 된 사람이 섹스를 하면 무조건 법을 어기는 건가요?

동의 연령이 안 된 사람이 섹스를 한다고 해서 모두가 법을 어기는 건 아니야. 18세 이하의 청소년끼리 상호 동의하에 이루어진 섹스라면 법적인 처벌을 받지 않아.

그러나 19세 이상의 성인이 동의 연령이 되지 않은 사람과 섹스를 할 경우, 합의된 섹스라고 해도 처벌받게 돼.

또 두 사람이 18세 이하 청소년이라고 해도 섹스에 동의할 수 있는 최소 연령이란 게 있어. 최소 연령 또한 나라마다 다른데, 13세 이하의 나이라면 어떤 경우에도 섹스를 할 수 없어.

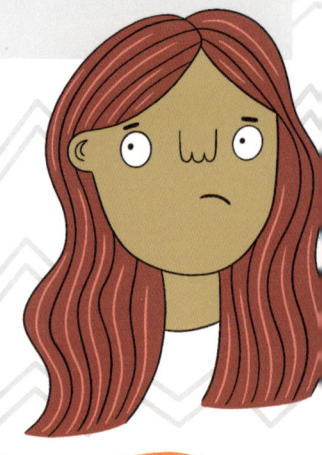

주위에서 혹은 미디어에서 성 경험이 있는 또래 친구들의 이야기를 들어 본 적이 있을 거야. 그래서 넌 십대 때 섹스를 해야 한다고 생각할지도 몰라. 하지만 통계를 보면 대부분의 청소년들은 성 경험이 없대.

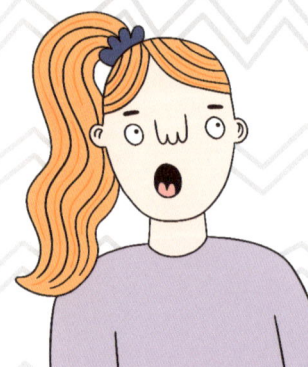

중요한 사실 하나!
나이에 상관없이 동의는 꼭 주고받아야 해. 어떤 경우에도 동의가 바탕이 되지 않은 섹스는 범죄야.
이건 네가 어리든,
나이가 많든 상관없어!

당황하지 마!

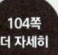
104쪽 더 자세히

성적 동의 연령은 십대와 어린이를 보호하기 위해서 있는 거야. 나이 많은 사람이 동의 연령이 안 된 아이를 고의로, 강제로 성관계에 참여시키려는 행위는 정말 비열한 짓이지.

하지만 네가 너와 비슷한 나이의 파트너와 섹스를 했고, 그게 둘 다 동의한 거라면 문제가 될 가능성은 별로 없어. 물론 두 사람 모두 성 건강에 필요한 절차(피임이나 감염 예방)들을 신중하게 밟아야겠지.

> 누구든지 의사, 간호사, 의료 종사자와 성 건강 관련 상담을 할 때 법적으로 비밀 보장을 요구할 수 있어. 의료 종사자는 이걸 경찰에게 신고할 의무가 없지. 물론 예외도 있어. 우리나라 아동복지법에 따르면 18세 이하의 청소년이 학대받았다고 의심되는 경우 신고의무자(예를 들면 의사, 선생님, 상담사 등)는 아동 보호 전문 기관이나 수사 기관에 신고해야 해. 이건 청소년의 안전을 보장하기 위해 마련된 시스템이야.
> – 멜리사

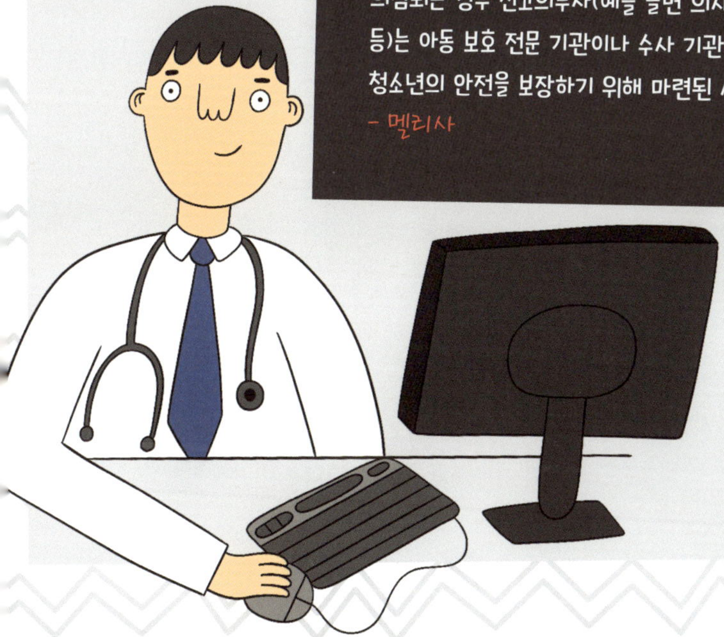

돌리 닥터가 상담하면서 자주 보아 왔던 상황 두 가지를 소개할게.

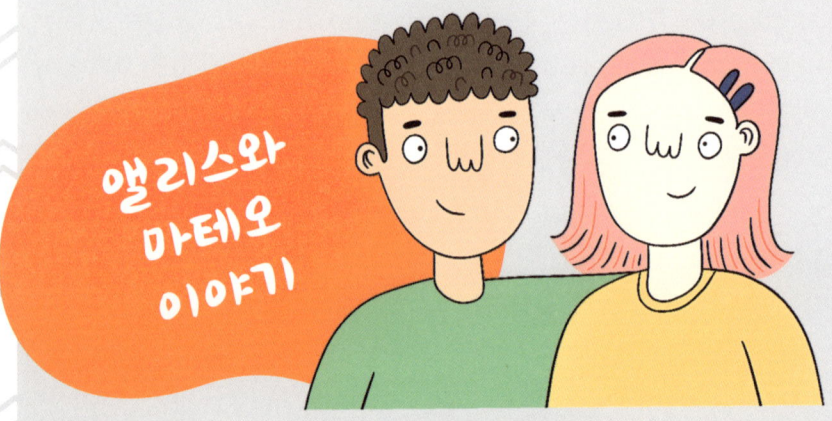

앨리스와 마테오 이야기

앨리스와 마테오는 열여덟 살이야. 몇 달 동안 데이트를 했고, 두 사람은 이제 섹스를 하고 싶다고 생각하고 있어. 앨리스는 피임에 관한 조언을 듣기 위해 나를 찾아왔어. 우리는 앨리스의 상황과 건강에 대해 이야기를 나눴어. 앨리스는 마테오와 성관계를 맺는 것에 온전히 동의하고 있었어. 마테오도 앨리스와 함께 나를 만나러 오겠다고 제안할 정도로 성 건강에 관심이 많았지.

앨리스는 우리가 나눴던 피임, 섹스 그리고 동의에 관한 대화들을 확실히 이해하고 있었고, 앨리스가 이 관계에 대해 부모님과 어떤 대화를 했는지도 확인했어. 분명 앨리스는 마테오에게(또는 다른 누구에게도) 학대받고 있지 않았어. 그래서 나는 이 사실을 보고해야 할 필요성을 느끼지 않았지. 앨리스는 피임약 처방에 동의할 만큼 성숙했고, 우리의 대화는 비밀에 부쳐졌어.

크리시와 스티브 이야기

크리시는 열다섯 살이야. 이전에 같은 나이의 파트너와 섹스를 해 본 적이 있어. 크리시와 스티브는 온라인에서 만나 몇 번 만남을 가졌어. 스티브는 스물다섯 살이야. 스티브는 종종 크리시에게 열아홉 살처럼 보인다거나, 나이보다 성숙해 보인다고 말했어. 크리시를 좋아하는 것 같았지. 어느 날 스티브가 크리시에게 임플라논 시술을 하고 오라고 말했어.(임플라논은 팔에다 심는 피임 도구야. 장기적인 피임을 원할 때 써.) 자기는 아이를 원하지 않는다고 말이야.

크리시가 성 경험이 있고, 열다섯 살짜리 여자애치고는 성숙하다고 해도 두 사람은 나이 차이가 너무 많이 나. 이런 나이차는 둘의 관계가 학대적이라고 보기에 충분해. 당연히 권력 불균형이 존재할 수 있지. 게다가 스티브는 크리시에게 피임 시술을 하라고 압력을 주고 있어. 이런 경우 나는 걱정을 하지 않을 수 없어. 크리시에게 상황을 설명한 뒤, 아동 보호 전문 기관에 신고를 해야 해. 기관에서 크리시의 상황을 조사하고, 크리시를 보호할 수 있도록 말이야.

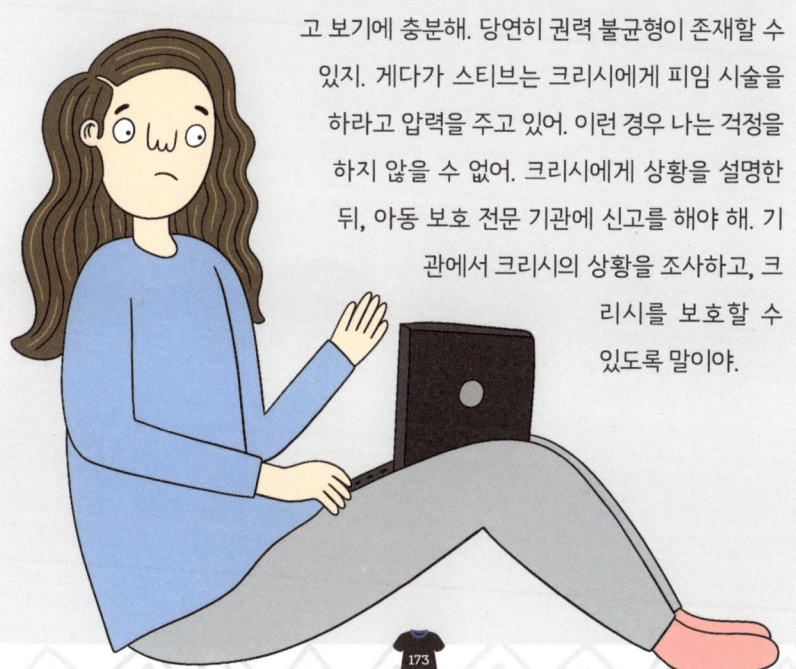

사귀는 사이, 그리고 동의

누군가와 사귄다는 건 정말 놀랍고, 두렵고, 신나는 일이야. 네가 좋아하는 사람이 너를 좋아한다니 놀랍고, 그 사람을 잃고 싶지 않으니까 두렵고, 함께 새로운 걸 시도할 수 있으니까 신나지!

사귀는 사이라고 해도 동의에 관한 대화는 계속되어야 해. 어떤 음식을 먹을지 정하는 것에서부터, 성적으로 원하는 걸 말하는 것까지. 이건 오래된 연인 사이라고 해도 마찬가지야.

네 기분은 여러 요소들로 인해 바뀔 수 있어. 배고플 때, 생리 기간일 때, 해결하기 힘든 문제가 생겼을 때, 밤에 잠을 설쳤을 때, 몸이 안 좋을 때…. 마찬가지로 성적 끌림도 그날의 네 기분이나 상황에 따라 달라질 수 있어. 같은 사람과 오래 함께 지낸다고 해도 이 사실은 변하지 않지.

오늘은 네가 좋아했던 것이 다음날 똑같이 좋을 거라는 보장은 없잖아! 이건 네 파트너에게도 똑같이 적용되는 거야. 네가 지금 함께하는 사람, 혹은 미래에 사귀게 될 사람, 그들의 욕구와 선호도는 항상 같지 않을 거야. 그러니까 매번 확인해야지.

확인하고 또 하고!

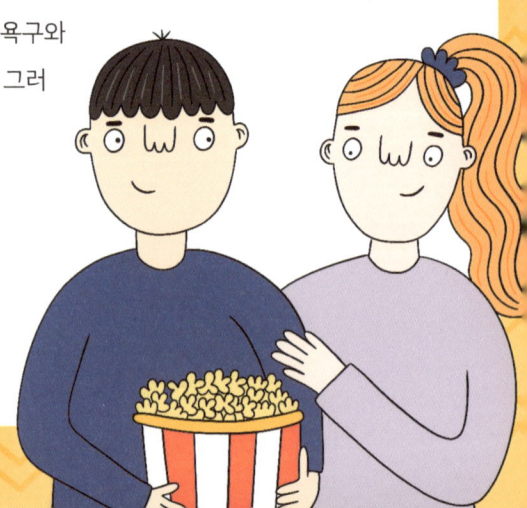

사귀는 사이에도 동의의 기본 원칙은 그대로 적용돼. 넌 언제든지 원한다면 마음을 바꿀 수 있지. 어떤 종류의 스킨십이라도 시작했다가 중간에 멈출 수 있어. 이전에는 했던 행동이지만 앞으로는 하지 않겠다고 마음먹을 수도 있어. 그게 직접 만나서 하는 것이든, 온라인에서 하는 것이든 상관없어.

만약 너의 비동의가 무시당했다면 그건 잘못된 거야. 스킨십을 지속적으로 요구하는 것, 스킨십을 거부했다고 화를 내는 것, 자해를 하겠다고 협박을 하는 것, 헤어지겠다고 하거나 다른 사람과 섹스를 하겠다고 협박을 하는 것 등 모두 상대를 존중하지 않는 행동이야.

전혀 멋진 행동이 아니지! 이런 걸 '성적 강요'라고 해. 우리는 이런 일이 일어났을 때 네가 그걸 알아차리고 지적할 수 있는 사람이 되길 바라. 동의와 열린 대화가 만들어 내는 마법을 이해한다면 그렇게 할 수 있어.

네가 좋지 않은 기분이 들거나, 하기 싫은 무언가를 강요받고 있다면 네 안전망에 있는 어른들에게 조언을 구해 보는 방법도 있어. '이런 행동 어떻게 생각하세요?', '제가 지금 어떻게 하면 좋을까요?', '도와주세요!'

어른들은 네 질문에 최선을 다해 답해 줄 거야.

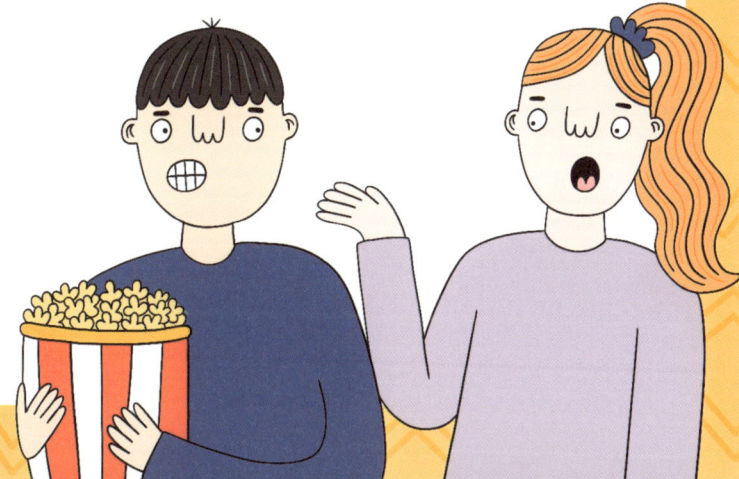

솔직함 그리고 상처받기 쉬운 마음

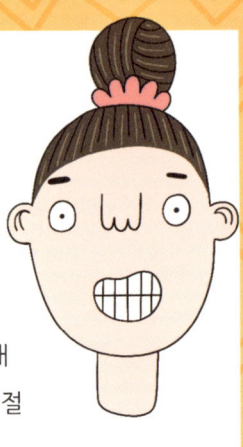

누군가와 육체적으로 가까워질 때, 네가 원하는 걸 말하는 것이 부끄럽다고 생각할지 몰라. 네가 상상하던 섹스 장면이 TV나 영화에서 보던 것이라면 더욱 그렇지. 그들은 대화를 거의 하지 않잖아. 그저 '마법처럼' 어떻게 행동해야 할지 다 아는 것처럼 보여. 하지만 이건 현실 세계에서는 절대 통하지 않아.

상대의 행동에 상처받기 쉬운 마음을 솔직하게 드러내야 해. 부끄럽고 수줍은 감정을 상대에게 보여 주고, 대화를 시작하는 거야.

파트너에게 솔직해지는 것이 결국은 놀랍고, 즐겁고, 신나는 관계를 맺을 수 있는 지름길이야. 물론 연습이 필요하지. 거절을 당하거나 실패하는 걸 두려워하지 마. 자, 그럼 대화를 솔직하게 시작할 수 있는 방법을 몇 가지 알려 줄게.

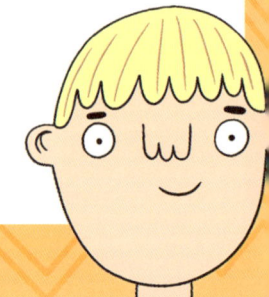

★ '조금 두렵지만, 너한테 말해 주고 싶어. 내가 뭘 하고 싶은지, 내가 뭘 좋아하는지. 너도 나한테 말해줄 수 있어?'

★ '있잖아, 우리 몇 가지 시도해 볼까? 대신 네가 정말 원하는 것으로만!'

★ '너랑 같이 꼭 해 보고 싶었던 것이 있어. 그게 뭐냐면….'

친한 친구 얘기야. 그 친구의 파트너는 둘이 섹스를 하려고 할 때마다 특이한 행동을 했대.(그게 뭐였는지는 끝까지 말 안 하더라!) 그런데 이 행동이 친구의 성적 감정이나 분위기를 자꾸 깨뜨리는 거야. 그래서 섹스를 시도하기가 힘들었대. 하지만 친구는 파트너에게 말을 못 했어. 말했다가 그 사람이 상처를 받을까 봐 두려웠던 거지. 정말 안타까운 일이야. 그냥 얘길 하면 될 텐데, 그 사람과의 섹스를 피하기만 하다니 말이야. - 익명

나는 섹스 경험이 있는 척 연기를 했어요. 초짜처럼 보이고 싶지 않았거든요. 그래서 흉내를 냈죠. 그런데 그러고 나서 얻은 교훈이 하나 있어요. 솔직해져도 괜찮다는 거예요. 내가 솔직하게 말했다면 우린 좀 더 천천히 갔을 거고, 그럼 우리 둘 다 즐길 수 있었을 거예요. - 캐서린 럼비 교수

나는 질문을 많이 하는 게 정말 섹시한 것 같아. '이 옷 벗어도 될까?' 이런 말을 들으면, 상대가 나를 존중하고 배려하는 게 느껴져. 연인이든 친구든 상대를 소중하게 대하는 태도, 그게 정말 매력 있고, 사랑스러운 행동이라고 생각해. - 샐리 러그

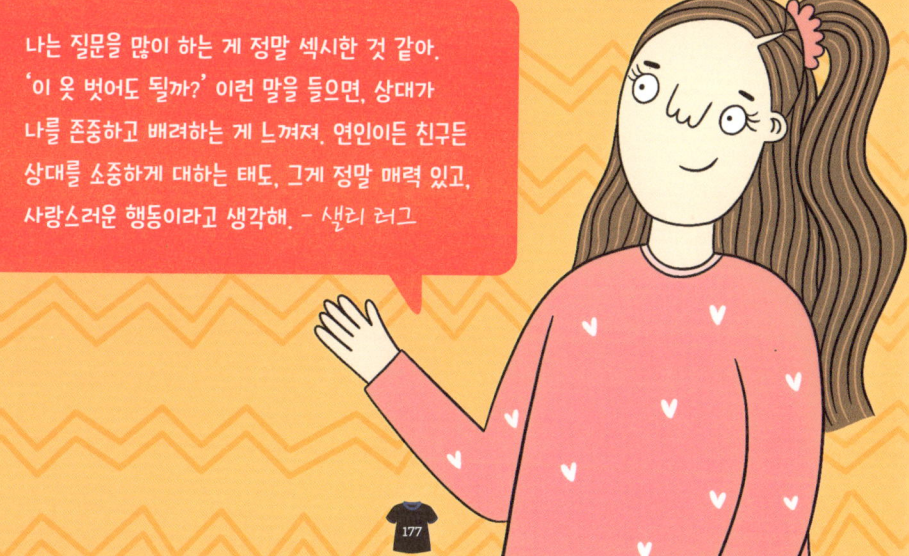

안전 신호

'안전 신호'란 사용하는 사람들끼리 사전에 약속한 정지 신호야. 함께 무언가를 하다가 한 사람이 그만두기를 원할 경우 안전 신호를 사용할 수 있어. 보통은 평소에 쓰지 않는 생뚱맞은 단어를 안전 신호로 선택해. 만약 섹스 도중에 할 수 있을 법한 말을 안전 신호로 정한다면, 그게 안전 신호인지 아니면 그냥 흘러나온 말인지 헷갈릴 수도 있잖아.

> 안전 신호를 쓰는 애들은 학교에도 많아. 꼭 성적인 관계가 아니더라도 안전 신호는 쓰일 수 있어. 친한 친구가 데이트를 시작했는데, 그 애들은 농담 주고받는 걸 좋아해. 그런데 농담의 수위가 높아져서 어느 한쪽이 기분 나빠진다면 안전 신호를 사용하기로 했대. 그 애들의 안전 신호는 이거야. '람보르기니!' - 미란다, 16세

안전 신호의 뜻은 논의해서 정하는 것이 좋아. 보통은 '하던 모든 행동을 당장 멈춰'라는 뜻이지만, 그 의미를 확장하거나 좁힐 수도 있어. 누군가에게는 '잠시 멈춤'이 될 수도 있고, 누군가에게는 '간지럼은 그만'이 될 수도 있지.

안전 신호를 사용한다는 건 동의에 대한 대화를 충분히 나눴고, 서로의 의사 표현을 위한 안전장치를 마련했다는 뜻이지. 상대는 그걸 사용하기로 선택한 것뿐이야.

안전 신호로 사용할 수 있는 말들은 이런 것이 있어.

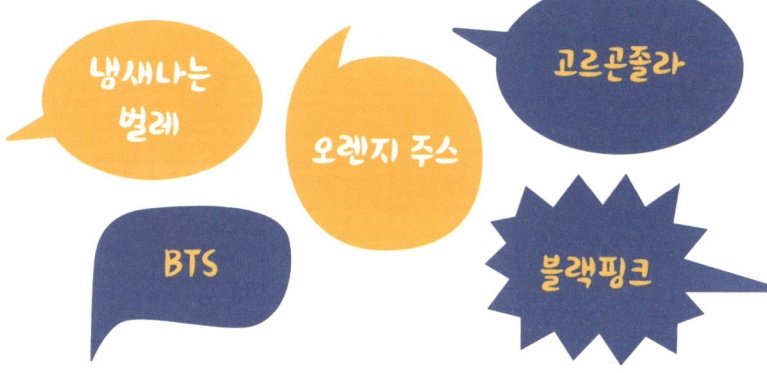

 비언어적인 소통에서 안전 신호는 제스처가 될 수도 있어. 윙크를 할 수도 있고, 손으로 사인을 보낼 수도 있어. 특정 물건을 만지는 행동이 될 수도 있지. 그런데 한 가지 주의할 건, 그걸 사용해야 하는 상황에서 절대로 하지 않을 행동을 안전 신호로 선택해야 한다는 거야. 아까도 말했듯이 그렇지 않으면 헷갈릴 수도 있으니까.

> 색깔을 사용하는 건 어때? 신호등이 딱인 것 같아!
> 빨강은 '멈춰'야. 지금 하는 걸 당장 멈춰. 나 한계야.
> 노랑은 '더 이상은 안 돼'야. 지금 하는 건 계속해도 돼. 하지만 그 이상 가는 건 싫어. 초록은 말 안 해도 알겠지? 오예! 모든 것이 다 좋아! - 앨리 개럿

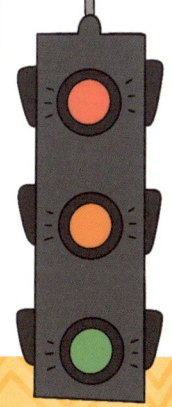

순간의 감정 존중하기

순간의 감정을 존중한다는 건 어떤 의미일까? 그건 연인 사이나 친한 친구 관계 같은 진지한 관계가 되지 않더라도 상대방을 사람으로서 존중하라는 뜻이야. (그들의 몸은 너의 즐거움을 위해 존재하는 물건이 아니니까.) 그들을 배려하고, 그들의 경계를 지켜 주고 그들에게 솔직해지는 거야. 친한 사람이라고 해도 그 사람의 감정을 지레 짐작하고 행동하면 안 돼. 오히려 잘 알고 있기 때문에 경계를 넘기 쉬우니까 조심해야 해.

친하거나 사귀는 관계가 아니어도 성적 행위가 일어날 수 있어. 포옹, 키스, 신체 접촉 등…. 이런 것들이 진지한 관계로 연결되기도 하지만, 사랑으로 이어지지 않을 수도 있어.

관계가 어떻게 발전되든, 우린 그걸 판단하려는 게 아니야. 하지만 꼭 말해 주고 싶은 게 있어. 너와 상대방이 서로를 존중하고 있는지, 모두가 적극적으로 동의를 한 상태인지 수시로 확인하라는 거야.

사귀지 않는 상태에서 이 관계가 어떻게 발전될지 모르지만, 어쨌든 그 순간 너의 관심은 그 사람에게, 그 사람의 관심은 너에게 쏠려 있을 거야. 그러니 당연히 그 순간을 존중해야지. 상대방의 목소리와 제스처에 집중하고, 마찬가지로 동의의 과정을 거쳐야 해. 또 둘 사이에 있었던 일에 대해서도 비밀을 지켜야 해. 따로 합의를 하지 않았더라도 말이야.

> 사귀지 않더라도 동의에 관한 대화가 정말 중요해. 서로의 감정이나 요구 사항을 솔직하게 말하고, 서로에게 맞는 짝인지 미리 확인하는 게 좋아. - 빈리 J. 러센

또한 거짓말은 절대 안 돼. 상대방의 환심을 사기 위해서 거짓말을 해야 한다고 생각하는 사람들이 있어. 대부분의 사람들은 솔직한 상대방을 원해. 또 네가 어떤 사람이든 상대방은 있는 그대로의 너를 감당할 수 있으니까 신뢰를 깨뜨리는 그런 행동은 정말 불필요하지.

> 그는 다정한 남자였어. 우린 다섯 번을 만나 데이트를 했고, 나는 우리가 진지한 관계가 될 수 있겠다고 생각했어. 그런데 어느 날 갑자기 그 남자로부터 연락이 끊겼어. 그냥 증발해 버린 거야. 정말 황당했지. 관계를 끊는 것도 예의가 필요한 일이라고 생각해. 솔직하게 말했다면 난 이해하고 받아들였을 거야.
> - 애비 에드워즈

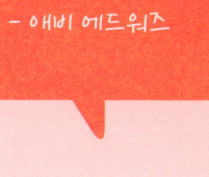

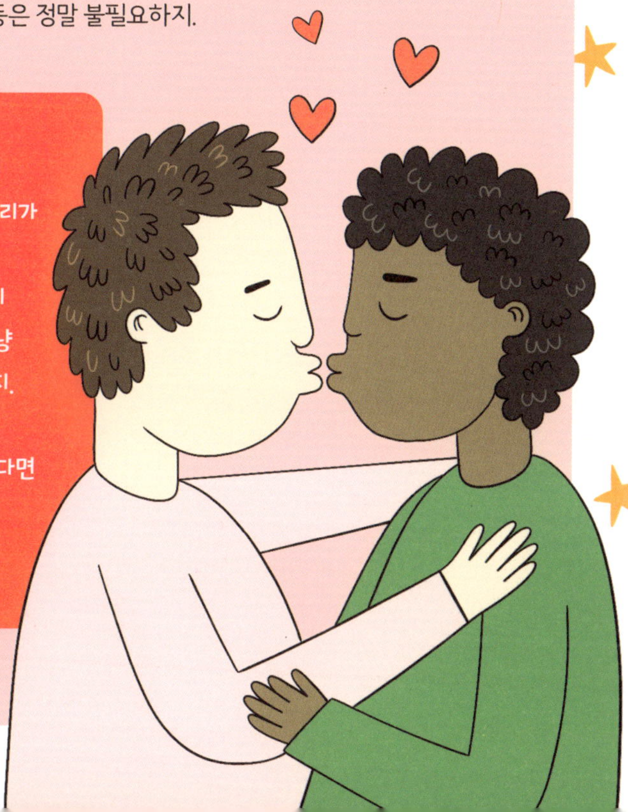

동의 챌린지

더블데이트와 소개팅

소개팅 해 본 적 있어? 사람들이 소개팅 상대를 어떻게 골라 주는 걸까? 네가 어떤 사람이랑 잘 맞을 것 같아서? 아님 그냥 너와 그 사람이 둘 다 솔로여서? 또 어떤 경우 친구가 너와 더블데이트를 하고 싶어서 소개팅을 주선하기도 해.

  소개팅으로 좋은 사람을 만날 수도 있지만, 너의 개성이나 선호도와는 전혀 상관없는 사람이 나오는 경우도 많아. 단지 솔로라는 이유만으로 두 사람이 어색하게 만나 시간을 보내는 거지.

  어쩌면 넌 소개팅 상대와 데이트를 할 수도 있을 거야. 잘 보여야 한다는 부담감을 느낄 수 있어. 하지만 소개팅을 하더라도 네가 끌리지 않다면, 그게 뭐가 됐든 간에 넌 아무것도 할 필요 없어.

  마음에 들지 않는 사람과 데이트를 하는 것만큼 지루한 일도 없지. 영원히 끝나지 않을 것 같은 어색함과 불편함!

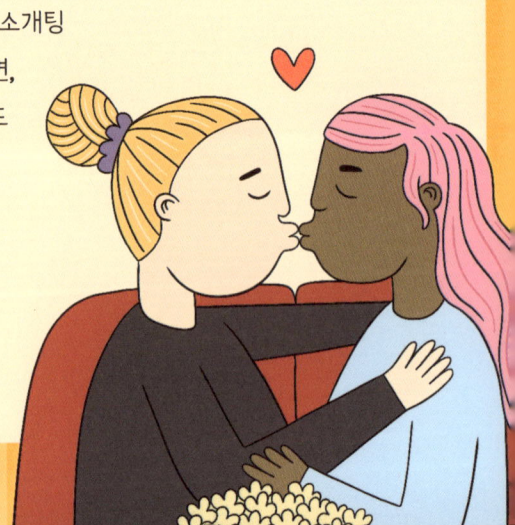

그렇다고 해도 그 사람을 좋아하는 척 연기할 필요는 없어. 상대방에 대한 예의를 지키기 위해 키스를 하거나 섹스를 하는 건 더 최악이야.

그냥 솔직하게 네 감정을 말하고, 함께 할 수 있는 다른 걸 찾아보는 건 어때? 그게 훨씬 매력적으로 보일 수 있어. 이렇게 말해 보는 거야. '넌 진짜 멋진 애야. 그런데 솔직히 우리 사이에 불꽃은 튀지 않는 것 같아. 미안해. 대신 우리 다른 거 하지 않을래?'

소개팅에서 만난 남자와 더블데이트를 했어. 그 남자는 외모도, 말하는 방식도 내 이상형이 아니더라고. 데이트 중에 친구 커플이 키스를 하는 거야. 나도 그 남자와 뭐라도 할 것 같은 부담감을 느꼈어. 어색해서 미칠 것 같았지. 결국 불편해서 아무것도 하지 않았지만. - 라나, 17세

내 친구의 남자 친구가 다른 대학에 다니는 자기 친구를 소개해 주었어. 실제로 만나 보니 무척 괜찮은 아이더라고. 그 아이도 나를 맘에 들어 했어. 정말 다행이었지. 우리는 많은 대화를 나누었고, 결국 그날 밤을 함께 보냈어. 우리는 그 뒤로 8개월 동안이나 데이트를 했어.
- 마리사, 36세

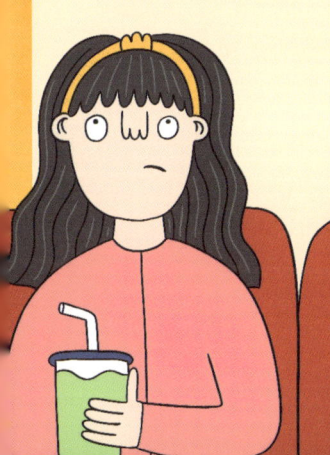
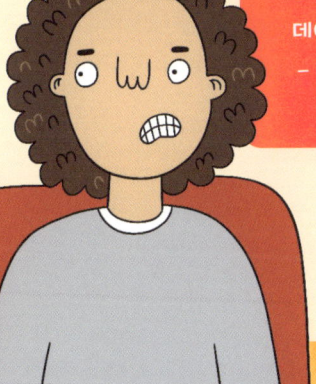

동의 챌린지

스킨십에 대한 압박

> 넌 네가 준비되었다고 믿고 싶을 거야. 실제로는 아닌데도 불구하고 말이야. 그리고 이런 생각도 할 거야. '지금쯤이면 섹스를 해야 하는 건 아닐까?' 나도 가끔 생각해. '내가 거절하기에는 너무 나이가 많은 건 아닐까?' 이런 압박 때문에 거절하고 싶은데도 거절하지 못할까 봐 걱정이 돼.
> – 미란다, 16세

넌 지금 새로운 경험을 하고 싶어서 안달이 나 있을 수 있어. 다른 친구들을 따라잡아야 한다고 생각할지도 몰라. 그렇지 않으면 무리에서 혼자 뒤처지는 건 아닐까 걱정도 되겠지. 게다가 그런 압박이 어디서 오는지조차 잘 모를 거야. 그냥 스트레스를 받는 거지.

뭔가를 해야 한다는 부담감이 느껴진다면, 잠시 멈추고 스스로의 감정을 확인해 보는 게 좋아. 다른 사람의 시선이나 행동과는 상관없이, 정말로 네가 준비되었는지 찬찬히 생각해 봐. 손가락으로 스스로를 가리켜 볼래? 네 몸의 주인은 네 손가락이 가리키고 있는 바로 너야. 그러니까 무엇이든 네가 준비되었을 때 하면 돼.

> 80쪽 더 자세히

> 또래 압력이 집단적일 거라고 생각하지만, 꼭 그렇지도 않아. 만약 누군가 너를 성적 관계로 끌어들이려고 한다면 단 한 사람의 입김만으로도 충분해. 네 귓가에서 속삭이는 나지막한 목소리 하나가 너를 설득할 수도 있다는 뜻이야.
> – 주크, 17세

사귀는 사이에서

연인 관계에 있을 때도 섹스에 대한 압박은 있을 수 있어. 너는 아직 준비가 되지 않았는데, 상대가 원한다면 거절하기 힘들다고 느낄지도 몰라. 만약 누군가는 더 하기를 원하고, 또 다른 누군가는 덜 하기를 원한다면 항상 '덜' 하는 쪽을 선택해야 해. 이건 네가 어느 쪽에 있든 마찬가지야.

원하지 않는다면 더이상 하지 않아도 괜찮아. 모든 것을 빨리 끝내 버려야 할 것 같은 느낌, 동의하지 않으면 버려질 것 같은 느낌이 들 수도 있어. 하지만 인생은 길어. 네 앞에는 무수히 많은 기회가 있거든. 그리고 이건 꼭 기억해 줬으면 좋겠어. 네게 원하지 않는 무언가를 강요하는 사람, 네가 동의하지 않는다고 해서 너를 차버리는 사람은 별로 괜찮은 사람들이 아니야. 그러니까 아쉬워하지 않아도 돼.

네가 정한 경계에 상대가 동의하지 않더라도 흔들리지 마. 예를 들어 네가 이렇게 말했어. '옷 위로는 만져도 되지만 옷 아래로는 안 돼.' 상대는 혼란스러워하며 이렇게 물어볼지도 몰라. '크게 다를 것도 없는데 그냥 옷 아래로 만지면 안 돼?' 그 말을 들은 너는 이렇게 생각할 수도 있어. '상대가 별 차이 없다고 느끼는 이 두 가지에 관해 논쟁할 필요가 있을까?'

우리가 대신 대답해 줄게. 당연하지, 논쟁할 필요가 있어! 별 차이가 없다고 생각하는 건 상대방이지 네가 아니야. 두 가지 행동이 비슷하다고 해도 다른 건 다른 거야. **네가 괜찮지 않다고 생각하는 것에 대해 양보하지 않아도 돼**. 그리고 넌 특정 행동에 대한 경계를 알려 준 것이지, 모든 행동을 멈추라고 한 건 아니야.

네 몸의 주인은 너니까 네 경계선은 스스로 긋고 그 경계를 지키는 거야. 그리고 네 파트너는 그걸 받아들여야 해. 물론 반대의 경우도 마찬가지야.

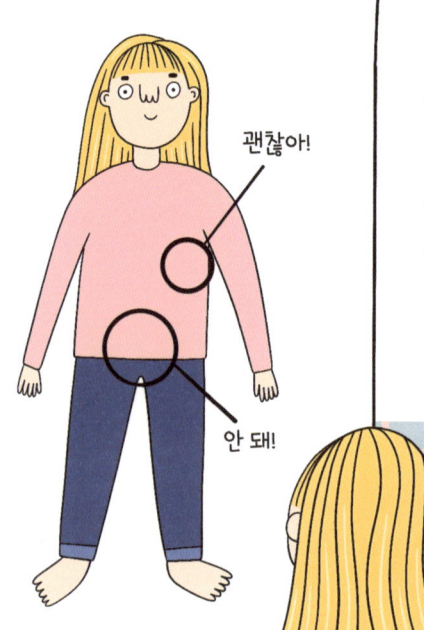

괜찮아!

안 돼!

> 누군가와 사귀게 되면, 처음 만났을 때 하지 못했던 질문들을 할 수 있어. 상대의 몸짓을 읽는 데도 익숙해지고, 상대가 보내는 신호를 더 잘 파악할 수 있게 되지. - 빌리

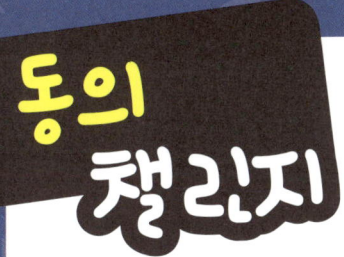
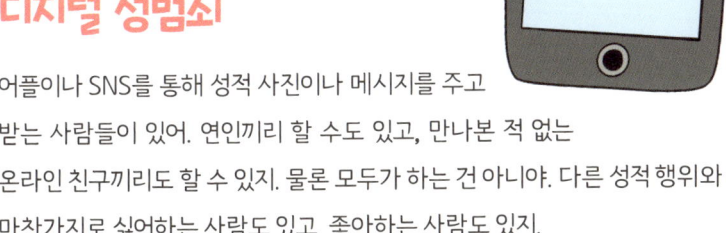

디지털 성범죄

어플이나 SNS를 통해 성적 사진이나 메시지를 주고받는 사람들이 있어. 연인끼리 할 수도 있고, 만나본 적 없는 온라인 친구끼리도 할 수 있지. 물론 모두가 하는 건 아니야. 다른 성적 행위와 마찬가지로 싫어하는 사람도 있고, 좋아하는 사람도 있지.

온라인으로 신체 사진이나 성적 메시지를 보내는 건 임신 걱정이나 감염 걱정 없이 성적 흥분을 해소할 수 있는 최고의 방법이라 생각할 수 있어. 과하다 싶으면 언제든지 로그아웃을 하거나 꺼 버리면 되니까. 그리고 상대를 위해 몸을 깨끗이 씻을 필요도, 향수를 뿌릴 필요도 없지.

하지만 온라인으로 개인적인 사진이나 개인 정보를 주고받는 건 신중하게 결정해야 할 문제야. 잘못하면 정말 위험해질 수 있으니까. 그리고 당연히 온라인에서도 동의는 이뤄져야 해. 상호 동의 없이 함부로 신체 사진이나 성적 메시지를 보내면 안 돼.

> 104쪽
> 더 자세히

만약 원하지 않는 신체 사진이나 영상을 요구받았다면, 불쾌함을 표현하거나 대화를 멈추고 절대 응하지 마. 디지털 상에서 젠더와 권력 문제를 경험할 수도 있어. 어떤 연구 결과에 따르면, 여자들은 남자에게 신체 사진이나 성적 메시지를 보내야 한다는 압박을 자주 받는다고 해.

그리고 남자는 여자와의 메시지나 사진을 다른 남자들에게 보여 줘야 한다는 압박을 느낀대. 여자의 동의와는 상관없이 말이야. 이런 무례하고 차별적인 행동은 없어져야겠지!

> 여자들에게 어떤 기대가 있다는 걸 알고 있어. 누드 사진을 보내 달란 요구에 내가 '아니, 난 아무것도 보내기 싫어.'라고 말했을 때 꽤 놀라더라고. '다른 여자애들은 다 보내는데 왜 너는 싫다는 거야?' 대부분 이런 반응이었어. 하지만 모든 여자애들이 그렇게 하지는 않아. – 클로이, 17세

일단 온라인상에 뭔가가 올라가면, 그건 **영원히 남는다고 보면 돼**. 왜냐하면 그게 어디로 어떻게 퍼져 나갈지 모르고, 그건 네가 통제할 수 없기 때문이야. 그러니까 문제가 될 만한 것들은 보내지 않는 것이 가장 좋겠지. 그럼 넌 이런 말을 할지도 몰라. '맞아요. 방귀를 뀌지 않는 게 가장 좋겠죠. 그럼 냄새가 날 일도 없을 테니까요!'

그래, 무슨 말인지 알아. 냄새를 맡아보면, 모두가 방귀를 뀌고 있잖아. 그렇지만 다른 사람들이 한다고 해서 그게 안전하다는 보장은 없어!

최근 청소년들 사이에서 통신 매체를 이용한 성범죄가 심각한 문제로 떠오르고 있어. 예를 들자면 상대방의 동의 없이 자신의 신체 사진을 보내거나, 성희롱 메시지를 보내거나, 다른 사람의 신체를 몰래 촬영하고 유포하는 행위 등이 있지.

> 나는 남자 친구와 사진을 자주 주고받아. 그런데 나는 사진을 보낼 때마다 내 얼굴은 자르고 보내. 그러면 그 사진의 주인이 나인지 잘 모를 테니까. 어쩔 때는 엄마한테 사진을 잘못 보내기도 해. 그렇다고 해도 엄마는 그게 나인 줄은 백 퍼센트 확신하지 못할 거야. - 리, 17세

> 우리 학년에 어떤 여자애가 자기 누드 사진을 남자 친구한테 보냈어. 그런데 그 사진이 쫙 퍼진 거야. 결국 경찰이 개입해서 사건을 처리해야 했어. - 드리슈터, 14세

> 보통은 누군가 사진을 보내 달라고 요청하면, 사진을 보내는 사람은 이런 약속을 받아. 다른 사람한테 보여 주지 않겠다, 공유하지 않겠다, 캡처하지 않겠다…. 그런데 이 약속들이 지켜질까? 항상 그렇지는 않다고 생각해. - 주크, 17세

반드시 지켜야 할 기본 원칙

1. 상대의 동의 없이 어떤 사진이나 동영상도 공유하지 마. 네가 요구한 게 아니라 상대가 원해서 보내 준 사진이라고 해도 마찬가지야.

2. 상대방의 동의 없이 그들의 신체를 몰래 촬영했다면 처벌받을 수 있어. 촬영 대상자가 아동이나 청소년일 경우 처벌의 수위는 더 높아지지.

3. 되도록 휴대 전화 번호, 주소, 사진 등 개인 정보를 온라인에 올리지 마. 개인 정보는 범죄에 악용될 수 있어.

4. 누군가 사진을 보내라고 협박한다면 믿을 만한 어른에게 얘기하거나, 208쪽에 나와 있는 전문 기관에 신고를 해. 만약 네가 이미 사진을 보냈다고 해도 도움을 요청하면 문제가 되지 않을 거야.

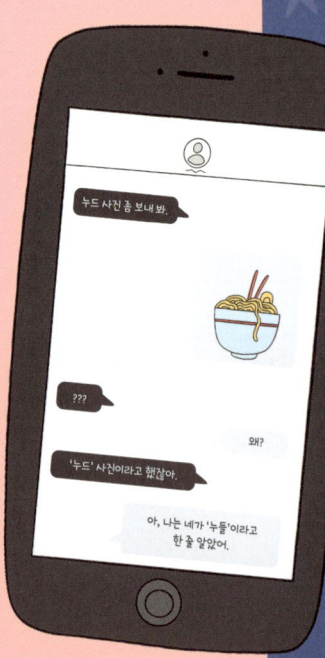

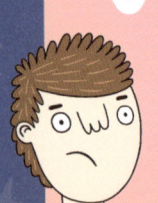

나는 청소년법 관련 일을 했어. 상담을 하러 온 많은 청소년들이 이미 누드 사진이나 동영상을 보냈고, 더 보내지 않으면 그 사진을 퍼트리겠다는 협박을 받고 있었어. 정말 무서웠을 거야. 이런 친구들에게 해 주고 싶은 말은 이거야. '누드 사진은 더 이상 보내지 않아도 된다. 도움을 요청하라. 그런 일을 당한 사람은 네가 처음이 아니다. 너를 도와줄 여러 장치들이 마련되어 있다.' - 마티 제임스

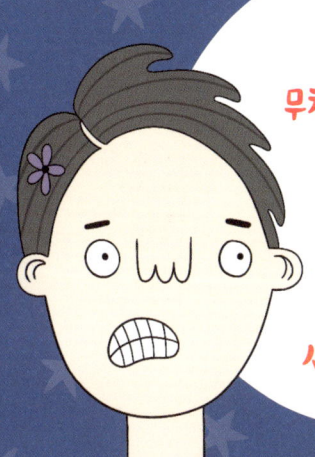

디지털 성범죄는 인터넷을 통해 무차별적으로 확산될 위험이 있는 만큼 장난이나 놀이가 아니야. 명백히 폭력적인 **범죄임**을 인식할 필요가 있어. 기억해! 타인의 동의 없이 사진을 찍거나 유포하는 건 범죄야.

디지털 성범죄로 인해 위험에 처했다면

먼저 피해 사실을 알아채야 해. 두렵고, 고통스럽겠지만 전문 기관에 도움을 요청해야 해. 전문 기관은 너에게 일어난 일의 원인을 정확하게 파악하고 대처하도록 도와줄 거야.

대표적인 기관으로 디지털 성범죄 피해자 지원 센터(02-735-8994)가 있어. 특히 디지털 성범죄의 특성상 피해 발생 시점이 명확하지 않은 경우가 많아. 이런 경우 피해 유형과 발생 시점, 가해자를 특정할 수 있는지 여부 등 수사 기관에서 확인해야 하는 것들이 생겨. 혹여 가해자 신고가 불가능하더라도 상담 및 삭제 지원이 가능하니까 꼭 전문 기관에 상담을 받길 바라.

동의 챌린지

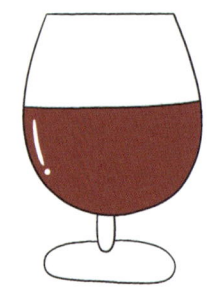

누군가 나에게 술을 권한다면

동의에 술이 등장한다면, 이건 도전 정도가 아니라 거의 지뢰밭이야!

아마 넌 아직 술을 마실 수 있는 나이가 안 되었을 거야. 우리나라에서 법적으로 술을 사고, 마실 수 있는 나이는 19세야.

드라마나 영화 속에서 술 마시는 모습이 멋져 보여서, 어쩌면 다른 친구들도 하니까 '나도 술을 마셔 볼까'라고 생각해 본 적 있지? 주변 환경에 민감해지고 모험심이 늘어나는 청소년 시기에 술은 호기심 그 자체일 거야.

그렇다면 술이 사람들에게 어떤 영향을 끼치는지 간단히 알려 줄게. 술은 많이 마실수록 감정이나 행동 변화의 폭이 커져. 술을 한두 잔 정도 마시면 사람들은 더 외향적이고 사교적인 성향이 돼. 여기서 더 마시게 되면 발음이 어눌해지거나 공격적으로 변할 수도 있어. 거기서 더 마시면 정신을 잃거나, 토하거나, 다음날 아무것도 기억하지 못하는 상태가 되기도 해.

한창 성장 중인 십대 때 술을 마시게 되면 알코올의 영향을 더 많이 받아 건강에 악영향을 미칠 수 있어. 자제력이 부족한 십대 때 마시는 술은 남용이나 중독이 될 위험이 커지고 쉽게 흥분하거나 학업능력이 저하되기도 해. 술이 주는 즐거움은 아주 잠깐이지만, 술이 너에게 끼치는 영향은 평생 이어질 수 있어. 또 음주로 인한 성범죄나 2차 범죄 노출 위험도 높아지지.

주변에 이미 술을 마셔 본 적이 있는 친구가 있을 수도 있어. 앞에서 말했다시피 십대 때는 또래 친구들의 영향을 받아 어떤 일을 결정하는 일이 많아지니까. 어떤 친구가 너에게 술을 권유한다면 한 잔쯤은 마셔 볼까 하는 마음이 들 수도 있지. 하지만 넌 십대에게 술은 위험하다는 사실을 알고 있잖아? 친구에게 이렇게 말해 봐. '내가 책에서 봤는데, 십대에게 술은 독이래! 그래서 난 지금은 마시고 싶지 않아.'

> 축제에 가면 꼭 술을 가져와서 여자애들한테 마시라고 권하는 남자애들이 있어. 그날은 어떤 남자애 옆에 앉았는데, 이 남자애가 계속 술을 권하는 거야. 한 잔, 두 잔, 세 잔…, 모인 친구들 모두 술을 마셨지. 다들 술을 마셔 본 경험이 있었나봐. 처음 마셔 본 나는 결국 엄청 취했고, 삼일 동안 아팠어. 그때로 돌아간다면 술을 마시지 않았을 거야. - 샌리 러그

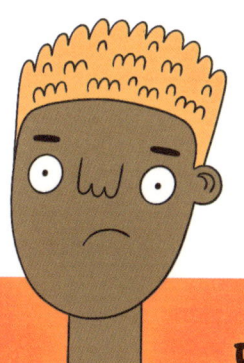

또 다른 유혹: 흡연

술과 마찬가지로 흡연에 관한 권유도 많이 받아 봤을 거야. 담배는 편의점에 가도 쉽게 볼 수 있고, 달달한 향이 나는 전자 담배는 왠지 건강에 해롭지 않을 것 같잖아. 하지만 흡연도 음주와 마찬가지야. 이른 나이에 흡연을 시작하면 건강에 아주 해로워. 흡연은 음주보다 훨씬 장기적인 악영향을 끼친다고 알려져 있어.

술을 마셨어요. 저 처벌 받나요?

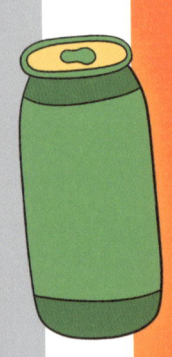

이런, 술을 마셨다니! 간단하게 말하면 넌 처벌받지 않아. 청소년보호법에 따르면 청소년이 식당 혹은 슈퍼에서 술을 구입하고 마시는 경우 당사자는 처벌받지 않아. 다만 너에게 유해 약물에 속하는 술을 판매한 식당 주인, 슈퍼 주인은 법적 처벌을 받게 되지.
네가 다른 어른에게 술이나 담배 등을 사다 달라고 부탁했고, 그 어른은 너에게 술이나 담배를 사다 줬다면 그 어른 또한 처벌받을 수 있어. 어른들은 너희를 보호할 의무가 있기 때문이야. 너희가 성숙한 어른이 되기 전까지 유해 약물로부터, 범죄로부터 안전하게 보호할 의무 말이야!

너를 위한 안전 조언

대부분의 범죄는 음주로 인해 벌어진다고 해. 십대는 자신의 음주량이나 자제력을 과대평가하는 경향이 있대. 그래서 더 취하기 쉬운 거지.

지금 당장이 아니더라도 네가 나중에 커서 술을 마시게 된다면 스스로의 안전을 위해 경계를 확실하게 정해야 해. 그리고 다른 사람이 정한 경계도 똑같이 존중하는 마음을 가져야 해. 너의 안전을 위해 할 수 있는 것들이 있어. 이건 어른에게도 해당되는 조언이야.

① **서두르지 마라.** 술을 마실 기분이 아니라든지, 건강이 안 좋다면 되도록 술을 마시지 마. 네 음주량을 모르는 상태라면 조절하며 마셔야겠지. 취기는 아주 천천히 올라올 수 있으니까 여유를 가지고 마셔. 다른 것도 먹고, 중간에 물도 마시고, 다른 음료수도 마셔. 그리고 절대 빈속에 술을 마시면 안 돼.

② **계획하라.** 네가 얼마나 마실 건지 미리 정해. 이때는 현실적으로 네가 가능한 선에서 계획하는 게 좋아. 이 계획은 친구들에게도 알려 주는 게 좋아. 네가 무리한다면, 너의 계획을 알고 있는 친구들이 널 말려 줄 테니까.

③ **네 느낌에 주의를 기울여라.** 혹시 긴장한 채로 술을 마시고 있는 건 아니야? 그렇다면 너를 편안하게 해 줄 친구를 찾아봐. 아니면 네가 정말로 거기 있고 싶은 건지, 다시 한번 생각해 봐.

④ **친구들과 가까이 있어라.** 서로를 챙겨 주고 보살펴 줄 수 있는 친구들과 함께하는 것이 좋아. 미리 약속을 하는 것도 좋겠지. 너희 중 한 명에게 문제가 생겼다면 가서 도와주기로 말이야. 술을 마시지 않는 친구나 혹은 믿을 만한 친구가 껴 있다면 더 좋겠지.

⑤ **만일의 사태에 대비해 명확한 탈출 계획을 세운 다음 술을 마셔라.** 술을 마시는 자리에서는 많은 일들이 일어날 수 있어. 다양한 상황을 예상해 보고 친구들과 미리 대비를 하는 것이 좋아.

6 **비상사태 버튼을 눌러라.** 청소년이 되면 부모님에게 덜 의지하고 싶어져. 독립적으로 행동하길 원하지. 하지만 그런 마음 때문에 네가 위험한 상황에 남아 있어야 할 이유는 없어. 비상사태 버튼을 누른다는 건 그 상황이 위험하다는 걸 인식하고 적극적으로 대처를 한다는 뜻이야. 부모님에게 전화해서 상황을 설명한 뒤 데리러 오라고 한다거나, 경찰 혹은 구급차를 부를 수도 있어.

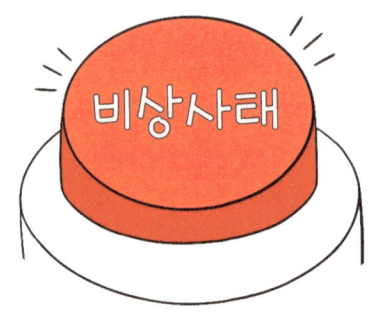

> 십대에게 이런 조언을 꼭 해 주고 싶어. 주위 어른들에게 많이 들어 봤겠지만 그래도 여전히 의미 있는 충고라고 생각해. 술은 위험하고 중독성 있는 약물이야. 그래서 나는 술을 절대 마시지 않기로 결정했어. 절대로! - 유미

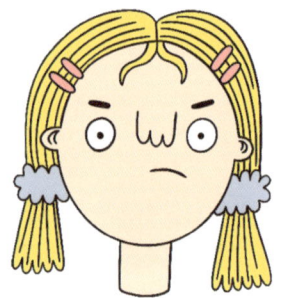

음주의 위험성

술을 마시게 되면 모든 것에 대한 판단력이 흐려져. 그래서 자칫하면 위험한 상황에 빠져들 수 있어. 네 본능이 말하는 걸 무시하고, 충동적으로 변하게 되고, 결과를 생각하지 않은 채 행동할 가능성이 높아지기 때문이야.

술을 마신다는 건 놀이가 아니야. 진지하게 생각해야 해. 너 자신과 친구들을 아낀다면 안전을 위해 할 수 있는 것들이 뭐가 있는지 사전에 꼭 확인하는 게 좋아.

제가 본 십대 성폭력 사건 중 3분의 1 이상이 술과 관련되어 있었어요. 이런 사건에서 대부분의 피해자는 동의를 할 수 없는 상태였습니다.
- 타니아 메이 박사

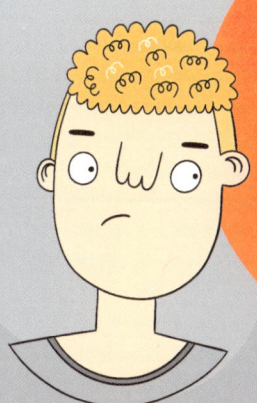

알아 두어야 할 것!
만약 네가 술을 마셨거나, 혹은 술을 마시는 사람들이랑 같이 있었다고 해도, 네가 당한 성폭력이 네 잘못이 될 수는 없어. 술을 마시면 위험한 상황을 감지하고 그걸 피할 있는 능력이 현저히 떨어지니까. 그건 가해자의 잘못이지.

누군가 걱정스러울 정도로 취했다면, 예를 들어서 고개를 제대로 들지도 못할 정도로 취했다면, 나는 일단 질문을 해. 이름과 지금 살고 있는 집 주소, 오늘 날짜 같은 걸 물어봐. 만약 그들이 대답하지 못한다면 나는 경찰차를 불러. 나중에 후회하는 것보단 조심하는 게 훨씬 나으니까! - 케라, 18세

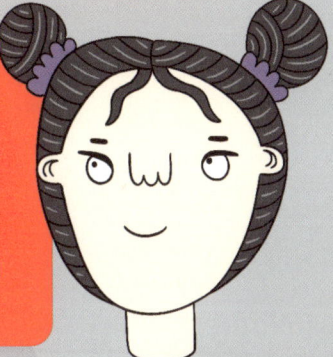

나쁜 어른 고발하기

우리는 네 또래 아이들이 성장하면서 맞닥뜨리게 될 동의와 관련된 여러 상황들을 살펴보면서 어떻게 대처해야 하는지 도움을 주기 위해 이 책을 썼어.

이 내용을 꼭 강조해서 말하고 싶어. 네가 정한 경계선을 넘고, 부적절한 행동을 하고, 아동과 청소년을 희롱하거나 학대하거나 폭행하는 어른들을 그냥 두어서는 안 된다는 거야. 다행히 지금은 그런 행동들을 예방하고 해결하기 위한 법적, 교육적 지원이 많아졌고, 사람들의 인식도 달라졌어. 하지만 세상에는 여전히 나쁜 어른들이 많지.

아이들을 이상한 눈빛으로 쳐다보는 어른, 수치심을 유발하는 농담을 하는 어른, 은근슬쩍 신체를 만지려는 어른…. 누구나 흔히 겪는 일이야.

이런 상황에 놓였을 때 법이 얼마나 엄격한지 알면 너 스스로를 지키는 데 도움이 될 거야. 학대 금지, 협박 금지! 법이 너를 보호하고 있어. 이건 너보다 권한이 많은 자리에 있는 모든 어른에게 적용돼.

너를 불편하게 하거나, 무섭게 하는 어른이 있다면 이 사실을 숨길 필요가 전혀 없어. 네게 무슨 일이 일어났는지 생각해 본 뒤 그 내용을 정리해. 그 다음, 부모님이나 보호자에게 말하는 거야. 네 안전망에 있는 누구라도 좋아. 믿을 만한 다른 어른을 찾아가서 이야기 하는 것도 괜찮아.

아동 학대 가해자는 대부분 피해자와 가까운 사람들이야. 보통 가족 구성원인 경우가 많지. 네가 사랑하는 사람, 네가 믿고 의지하고 있는 누군가가 너를 학대할 수도 있어. 물론 이런 생각을 하면 너무나 무섭고 혼란스러울 거야. 하지만 아동 학대나 성폭력은 어떠한 경우에서도 용서받을 수 없는 행동이야. 네가 어떤 문화적, 종교적 배경을 가지고 있든, 혹은 어떤 가정 환경에서 자랐든 말이야.

아무리 무섭게 느껴지는 상황이라도 너를 도와줄 어른들은 반드시 있어. 그건 선생님이 될 수도 있고, 부모님이 될 수도 있고, 상담사나 의사, 경찰이 될 수도 있지.

우리가 학대받는 아이들을 위한 지원 및 서비스에 관한 목록을 만들어 놓았어(209쪽에서 더 자세히). 네가 그걸 사용할 일이 없길 바라지만, 혹시 필요한 상황이 생기면 자세히 살펴보도록 해.

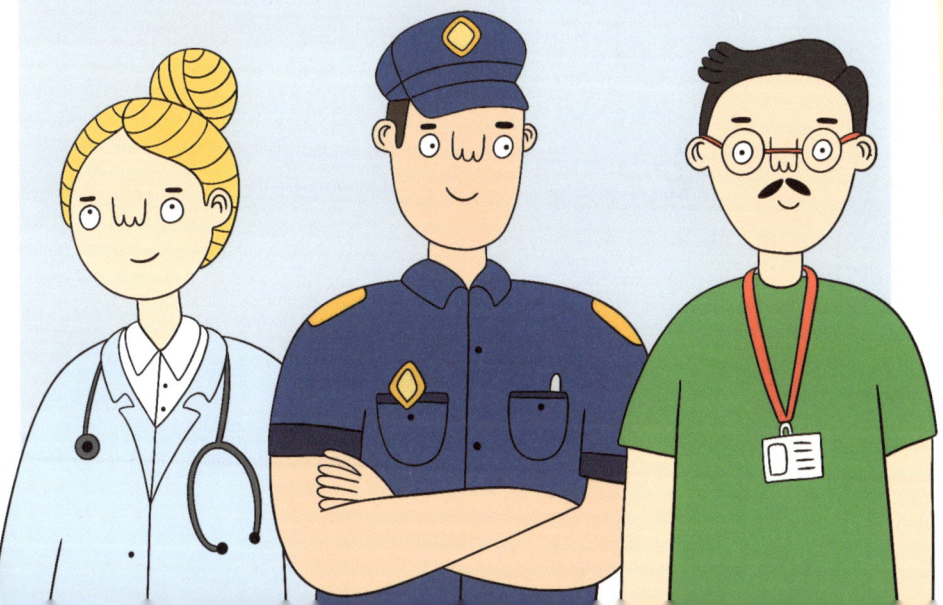

싸우거나, 도망가거나, 얼어붙거나, 친해지거나!

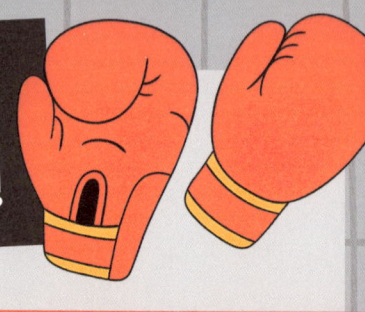

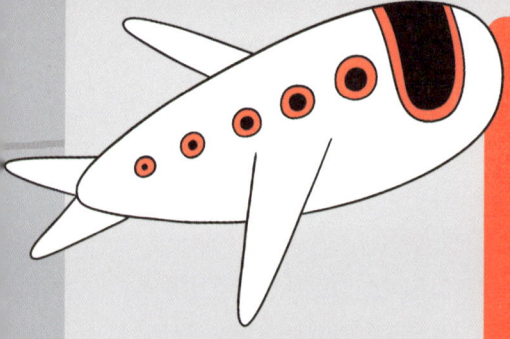

> 일곱 살 때 가족들과 함께 차를 타고 가다가 사고를 당했어. 학교에 가는 길이었는데, 어떤 남자가 졸다가 우리 차를 들이받은 거였어. 다행히 큰 사고는 아니었지만 그 남자는 무척 화를 냈어. 그런데 그 순간 내가 그 남자에게 마구 소리를 지르기 시작한 거야. 지금 생각해 보면 그게 내 투쟁 반응이 아니었나 싶어. 아드레날린이 넘쳤던 거지.
> – 클로이, 17세

우리가 위험한 상황에 맞닥뜨리면, 몸이 반사적인 반응을 일으켜. 대표적인 것이 '투쟁'이나 '도피' 반응이야. 그 상황에 맞서 싸우거나 재빨리 도망치는 거지. 부모님이 화를 내면 너는 '투쟁' 모드가 되어 맞서 싸울 수도 있고, 사자와 마주치면 '도피' 모드가 되어 재빨리 도망갈 수도 있어. 싸우거나 도망치거나 둘 다 네 몸에서는 아드레날린이라는 호르몬이 급격하게 증가해. 아드레날린은 위험한 상황에서 네 힘과 지혜를 끌어올

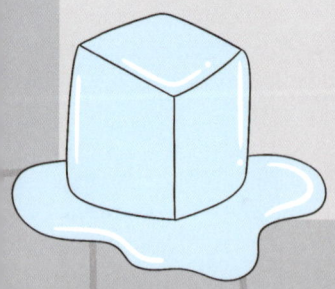

얼어붙거나, 친해지거나!

> 갑자기 온몸이 얼어붙는 듯한 느낌을 받은 적 있어? 성추행이나 폭행과 같은 정신적인 충격을 받았을 때 우리의 몸이 얼어붙는 건 아주 일반적인 반응이야. 가장 먼저 나오는 반응이기도 하고. 그러니까 그걸 스스로 인지하는 게 가장 중요해. 네 몸이 '동결' 모드에 들어갔다면, 그건 네 생존 본능이 발동한 거야. - 색슨 멀런스

> 엄마랑 함께 외출했을 때 일이야. 엄마가 다른 곳에서 음식을 주문하고 있을 때 어떤 남자가 나에게 다가왔어. 나는 어떻게 해야 할지 몰라 그대로 얼어붙었어. 아무 말도 하지 못했지. 솔직히 나는 그런 나 자신 때문에 충격을 받았어. 나는 그런 상황이 오면 더 잘 대처할 수 있을 거라고 생각했거든. - 윤시, 14세

리는 데 도움을 줄 거야.

위험한 상황에서 꼼짝 못 하게 되는 건, 몸이 스스로를 보호하려고 하기 때문이야. 천적이 다가오면 죽은 척하는 동물 본 적 있지? 그런 것과 비슷해. 물론 자신의 반응에 실망하거나 혼란스러워하는 사람도 있을 거야. '왜 내가 아무것도 하지 않았을까?', '왜 소리 지르지 않았을까?', '왜 맞서 싸우지 않았을까?'

하지만 전문적인 훈련을 받은 사람이라도 이런 반응을 겪을 수 있어. 그러니까 네가 뭔가를 시도할 때는 네 파트너의 반응을 잘 살펴야 해. 그들이 동결 반응을 보이고 있지는 않은지. 그런데도 네게 말을 못 하고 있는 건 아닌지. 시간을 충분히 주고, 그들이 괜찮은지 확인해야 해.

생존 본능 중에는 친해지기 전략도 있어. 이런 걸 '유화' 반응이라고 해. 너를 협박하거나 심지어 폭행한 사람과 잘 지내려고 하는 심리, 더 나아가 친하게 지내려고 하는 심리가 발동하는 거야. 상황이 나아질 때까지 혹은 탈출이 가능해질 때까지 가능한 평화를 유지하려고 하는 거지. 실제로 사건 직후 자기를 폭행한 가해자와 함께 어울려 놀거나, 아무렇지 않게 대화하는 등 유화 반응을 보이는 피해자가 많아.

생존자의 머릿속에는 이런 생각들이 떠오릅니다. '내가 그 사람과 잘 지내는 척하면, 아무렇지 않은 척하면 여기서 벗어날 수도 있을 거야.' 개를 키우는 사람이라면 이게 어떤 건지 바로 알 수 있을 거예요. 위험을 느낀 개는 더 큰 공격을 피하기 위해 바로 드러눕습니다. 복종한다는 제스처를 보여 주는 거예요. 많은 여성들이 오랫동안 이런 식으로 훈련받아 왔어요. 다른 사람의 폭력으로부터 피하기 위해서죠. - 캐서린 험비 교수

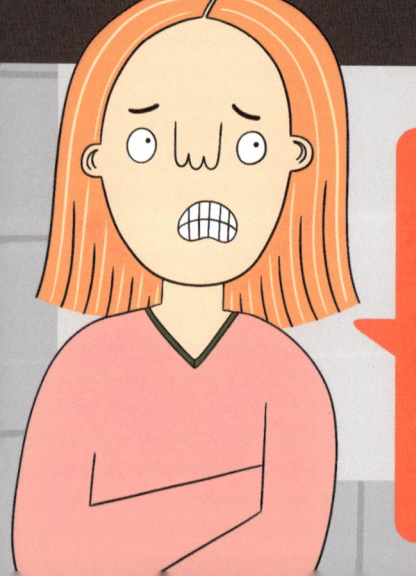

어릴 때 지하철에서 누군가 나를 더듬은 적이 있어. 교복 밑으로 말이야! 으악! 그 순간 나는 얼어붙었어. 그렇지만 내 머릿속은 아주 빠르게 돌아가고 있었지. 다음에 어떤 행동을 해야 위험으로부터 벗어날 수 있을지 계산을 해야 하니까. 지하철에 누가 또 있지? 내가 소리를 지르면 저 사람이 와서 나를 도와줄까? 다음 정거장이 얼마나 남았지?
- 샐리 러그

갑자기 이상한 느낌이 들 때

　네 직감이 말하는 소리에 집중하고, 네 본능을 믿는 건 정말 중요해. 이건 너에게 계속 일러두고 싶어.

　　상담을 하며 거절했을 때 무슨 일이 일어날지 두려워서 성관계를 맺었다는 사람들의 이야기를 많이 들었어. 원하지 않았지만, 싫다고 말했을 때 더 큰 일이 벌어질까 무서워 그들이 하자는 대로 내버려 두었던 거지.

　　단지 성적 접촉만을 말하는 게 아니야. 너에게 이상한 사람이 다가오려고 한다면 네 안에서 조심하라는 경고등이 켜질 거야. 그러다 상황이 더 심각해지면 네 안에서 도망가라는 경고등이 켜지겠지. 온라인에서 누굴 만났을 때도 마찬가지야. 네 안전 신호등은 네 안에 있어. 그러니까 그 순간 가장 필요한 건 그걸 잘 파악하고, 빨리 도망가는 거야.

　　어쩌면 그런 행동이 네가 바보처럼 보이거나, 과민 반응하는 사람처럼 보일 수도 있어. 하지만 뭐 어때? 안전보다 중요한 건 없잖아. 네 직감이 너를 보호하려고 그런다는 걸 믿어줘.

　　진정한 동의를 위해서는 안전이 필요해. 물론 극단적인 위험은 누구나 쉽게 알 수 있어. 누군가 네 목을 조른다고 생각해 봐. 그런 상황이라면 너도, 지나가는 행인도 네가 위험하다는 걸 알 거야. 안전에 대한 요구는 이런 극단적인 상황이 아니더라도 똑같이 적용되어야 해. 몇 가지 예를 들어 설명해 줄게.

⭐ 친구들과 헤어진 뒤 갑자기 외롭고 무서운 느낌이 들 때.

⭐ 부모님에게 알리고 싶지 않은 일을 어떤 사람이 알게 되었고, 그 일을 부모님에게 말할 가능성이 있을 때.

⭐ 잘 모르는 사람과 단둘이 있을 때.

⭐ 장애인인 네가 비장애인들에게 둘러싸여 있을 때.

⭐ 네가 안전하다고 느끼는 데 필요한 것들(예를 들어 돈, 휴대 전화 등)을 다른 사람이 갖고 있을 때.

때로는 무력감 때문에 스스로 그 상황을 따라가게 만들 수도 있어. 너는 문제를 일으키고 싶지 않으니까. 하지만 이런 경우에 한 동의는 진정한 동의가 될 수 없어.

> 내 직감이 말했어. '이 사람 취했다!' 단 2초 만에 나는 그 사람이 제정신이 아니라는 걸 눈치챘어. 어쩌다 그 사람과 골목길을 걷게 되었는데, 술 냄새를 풍기면서 계속 말을 걸더라고. 너무 싫었어! 그 행동이 위협적으로 느껴졌어. 정말이야. 진짜 최악이었지! - 아눅, 18세

대부분의 사람들은 위험한 상황을 머리보다 몸으로 먼저 느낀다고 해요. 이성적으로 판단하기 전에 몸이 먼저 반응하는 거죠. 그러니까 갑자기 속이 울렁거리거나, 맥박이 빨리 뛰는 등 신체 반응이 일어나면 주의해야 해요. 뭔가 잘못되었다는 걸 알려 주는 신호니까요. 어떤 일 때문에 그런지 꼬집어 말할 수는 없다고 해도 말이에요. - 앨리 프리드먼 박사

직감이 내 목숨을 여러 번 살렸어. 최소한 네 번은 될 걸? 그래서 나는 내 직감을 무시하지 않아. 이상한 느낌이 든다면 가능한 모든 대처법을 생각하며 피할 수 있는 방법을 찾아. 나는 내 본능을 백 퍼센트 믿어. 본능은 나를 도우려고 있는 거니까. - 이모젠 켄리

내 안전은 내가 지킨다

네가 위험한 상황에 맞닥뜨렸다는 생각이 들면, 가장 먼저 해야 할 일은 일단 안전한 곳으로 피하는 거야.

★ 화장실에 간다거나, 물을 마시고 싶다는 핑계를 대서 그 상황을 벗어나는 게 좋아. 가능하다면 멀리 떨어져서 믿을 만한 사람에게 연락해.

★ 혹시 주변에 사람이 있다면 소리를 쳐서 도움을 구해.

★ 전화를 받는 척하면서 멀리 떨어지는 방법도 있어.

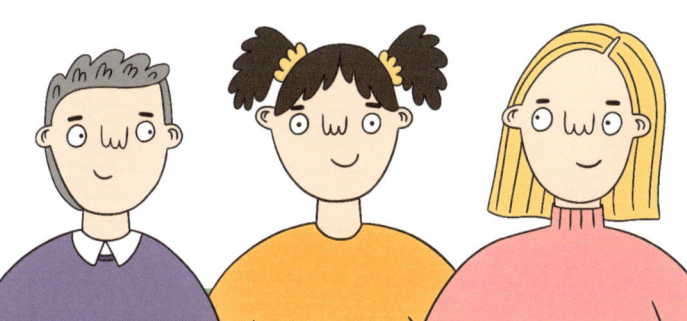

- ★ 가능하다면, 그 장소를 완전히 떠나.

- ★ 부모님, 보호자, 믿을 만한 어른에게 전화해. 그들이 화를 낼까 봐 걱정이 될 수도 있지만(물론 실제로 화를 낼 수도 있어.) 어쨌든 꾸중을 듣는 게 위험한 것보다 나아.

- ★ 온라인에서 벌어진 일이라면 컴퓨터나 휴대 전화를 꺼 버려. 그들의 메시지에 대응하지 마. 흥분을 가라앉히고 차분히 생각을 해 보거나, 누군가를 찾아가서 얘기를 나눠.

- ★ 만약 어떻게 해야 할지 모르겠다면 경찰서에 전화를 해. 물론 직접 찾아가도 돼.

위험에 처하면 자기가 세상에 혼자인 것 같은 기분을 느낄 수 있어. 뭔가 잘못된 일이 벌어지고 있는 것 같은 기분이 든다면, 그게 한 번이든 여러 번이든, 너를 도와줄 사람이 많다는 걸 기억해. 혼자 고민하다 보면 해결 방법이 떠오르지 않을 수 있어. 외부의 도움으로 쉽게 해결될 수 있으니까. 더 많은 정보가 궁금하다면 207쪽 '안전 대책', 209쪽 '도움이 필요하다면'을 참고하면 돼.

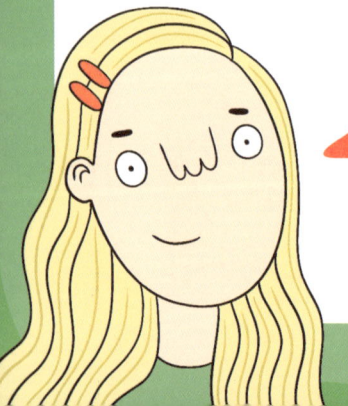

나라면 화장실에 가겠다는 핑계를 댈 거야. '금방 다시 올게. 나 마실 것 좀 갖다 줄래?' 그러고 나서는 그 집에서 나오는 거지. 혼자 집까지 가거나, 부모님께 전화를 할 거야. 주변 사람들에게 말하거나, 안전하게 집까지 데려다 줄 사람을 찾을 수도 있어. 아무튼 난 그 상황에 머물러 있지는 않을 거야. - 이모젠 켄리

> 이미 일어난 일 때문에 힘들어하는 청소년들을 볼 때마다 마음이 아파. 혼자 끌어안고 끙끙대지 않아도 될 텐데. 그런 친구들이 외부의 도움을 통해 다시 안정감을 찾는 걸 보면 나도 덩달아 안심이 되지. - 멜리사

안전 대책

안전을 위해서는 네 권리를 제대로 알고, 그걸 지키는 것도 중요해. 하지만 그렇다고 해도 네가 천하무적이 되는 건 아니야.

> 급할 때는 긴급 전화가 최고야. 전화를 걸어서 도움을 구해. 그들은 훈련 받은 전문가들이니까, 최고의 조언을 해 줄 거야. - 이모젠 켈리

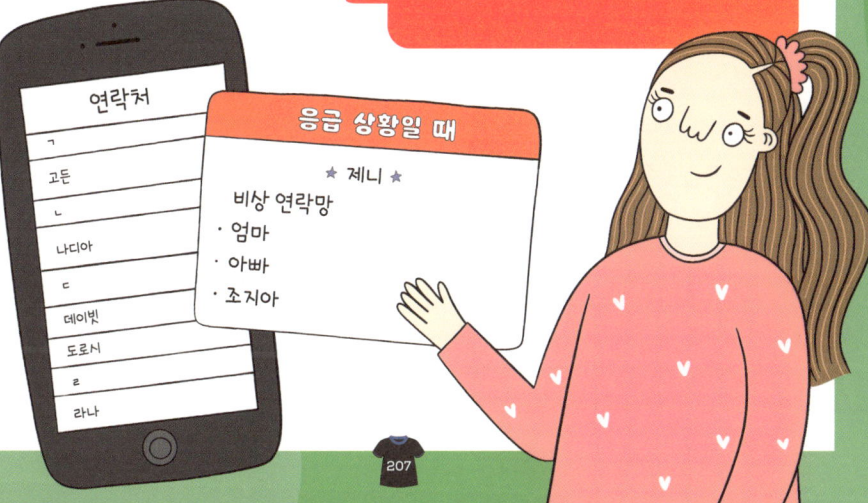

자, 이제 네 휴대 전화에다가 긴급 전화번호를 입력할 때야. 이런 번호들이 네 휴대 전화에 저장되어 있다면, 갑자기 위험한 상황이 맞닥뜨렸을 때 큰 도움이 될 거야. 물론 여기에 전화할 일이 없길 바라지만, 미리 알아 두고 대비를 하는 게 좋으니까.

- ★ 범죄 신고: 경찰청 112
- ★ 구급, 구조신고: 119안전신고센터 119
- ★ 학교폭력 신고 및 상담: 학교폭력 신고센터 117
- ★ 청소년 가출 및 고민 상담: 청소년 사이버상담센터 1388
- ★ 성폭력, 가정폭력 긴급 전화 상담: 한국여성인권진흥원 1366

위험한 상황에 처할 때를 대비해 네 위치를 추적해서 보호자에게 알려 주는 앱도 있어. 자동으로 가족에게 연락을 해 주는 앱도 있고, 경찰에 바로 신고를 해 주는 앱(112 긴급신고)도 있어. 어떤 앱이 너에게 맞는지 보호자와 상의해서 깔아 놓도록 해. 응급할 때 전화를 받게 될 사람이 누구인지도 정하고, 그 사람에게 미리 말해 주어야겠지.

너를 무조건 안전하게 지켜 줄 마법의 물약(또는 책)은 세상에 없어. 네가 할 수 있는 것은 최대한 많은 정보를 얻고, 항상 최선을 다하는 방법뿐이야.

도움이 필요하다면

우리는 진심으로 네가 평생 안전하게 살아가길 바라. 하지만 세상은 넓고, 살아가는 동안 많은 일들이 일어날 수 있으니까. 네가 다치거나, 누군가 네 경계를 침범했다고 느낄 때, 네가 할 수 있는 일들을 알려 줄게.

넌 도움 받을 자격이 있어

너는 사랑받을 자격이 있고, 안전하게 지낼 권리가 있어. 그러니까 누군가에게 도움을 구하는 걸 어려워하거나 망설이지 마. 부모님, 형이나 누나, 언니나 오빠, 친척… 그 누구든 괜찮아. 네 안전망에 있는 사람도 좋아. 친구도, 선생님도, 경찰도 괜찮아. 그러니까 문제가 생겼다면 가서 도움을 구해.

네 요청이 진지하게 받아들여지지 않을 경우에는 다른 사람을 찾아가. 더 높은 지위에 있는 사람을 찾아가도 좋아. 학교라면 교장 선생님이 될 수도 있겠지. 어떤 멍청한 사람이 네 말을 무시한다고 해도 낙담하거나 실망하지 마. 너를 도울 누군가를 만날 때까지 계속 도움을 청해야 해. 네 목소리를 누군가 들을 수 있게 만들어야 해.

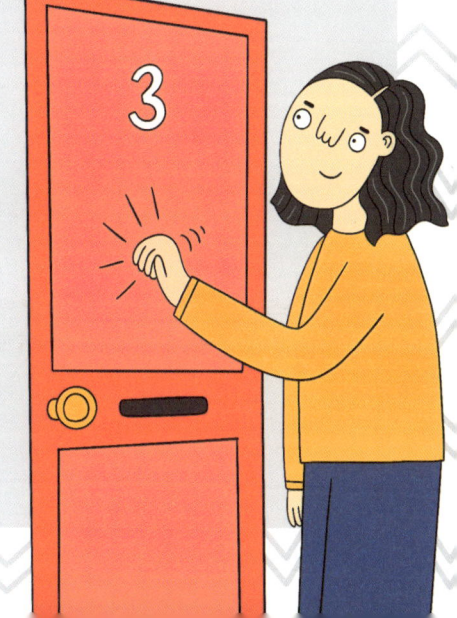

폭력은 네 책임이 아니야

살면서 상처나 고통, 갈등을 겪길 바라는 사람은 없을 거야. 네가 성폭력의 피해자라면 나의 행동에는 문제가 없었는지 혹은 그걸 피하기 위해 올바른 대처를 했는지 스스로에게 반문하게 될 거야. 하지만 무슨 일이 일어났든 그건 네 잘못이 아니야. 네가 무슨 옷을 입었든, 어디에 있었든, 술을 마셨든, 잠이 들었든 상관없어.

혹시 '피해자 책임 전가'라는 표현 들어 본 적 있어? 이건 나쁜 일을 겪은 피해자가 평소 행실로 비난을 받거나, 혹은 스스로를 비난할 때 쓰는 말이야. 정말 어이없는 일이지. 비난을 받아야 할 사람은 폭력을 가한 사람이지 피해자가 아니잖아. 강조하는데 가해자의 행동을 막기 위해 피해자가 '당연히 해야 했을 일'이라는 건 없어.

피해자 책임 전가는 성차별 역사와도 깊은 관련이 있어. 우린 '남자들이여, 이건 옳지 않습니다!'라는 말 대신에 '여자들이여, 왜 그런 일이 일어나도록 내버려 둔 겁니까?'라는 말을 더 많이 들어왔어. 다행히도 많은 사람들이 이 이상한 논리에 의문을 품었고, #미투 운동 같은 세계적인 움직임을 통해 피해자 책임 전가와 관련된 메시지를 세상에 알리고 있어.

> 동의는 수많은 결정들의 연속입니다. 원치 않은 섹스를 한 여성들은 혼란스러워해요. 동의와 비동의의 순간들은 명확하지 않기 때문이죠. 그들은 정확히 어떤 일이 일어났는지 잘 모르는 경우가 많아요. '잘 모르겠어요. 제가 그때 동의를 했던 걸까요?' 이렇게 스스로를 탓하는 여성들을 자주 만납니다.
> - 앨리 프리드먼 박사

폭력은 누구에게나 일어날 수 있어

남자도 자신의 경계를 침범당할 수 있고, 폭력을 당할 수 있어. 우리가 이 책을 쓴 이유 중 하나는 동의가 모두에게 필요하기 때문이야. 성별이나 나이에 상관없이 모두에게. 네가 누구든, 스스로를 어떻게 인식하든 다치거나 문제가 생겼다면 도움을 받을 자격이 있어.

보호 및 지원

네가 만약 용감하게 뒤에 나오는 상담 서비스 중 하나에 연락하기로 마음먹었다면, 믿을 만한 친구나 어른과 함께 하는 게 좋아. 혹시 피해자가 네 친구라면, 네가 그들의 조력자가 되어 줄 수 있겠지.

피해자인 친구를 대할 때는 공감하는 마음을 가지고 천천히 다가가는 게 중요해. 물론 네가 알아서 잘 하겠지만, 혹시 필요할지 모르니까 몇 가지 예를 들어 줄게.

- ★ '그런 일이 일어나게 되어 정말 마음이 아프다.' → 이 말은 '나는 너를 믿어.'로 들릴 수 있어.

- ★ '네게 일어난 일은 범죄야.' → 이 말은 '이건 네 잘못이 아니야.'로 들릴 수 있어.

- ★ '내가 할 수 있는 건 뭐든 도울게.' → 이 말은 '너는 혼자가 아니야.'로 들릴 수 있어.

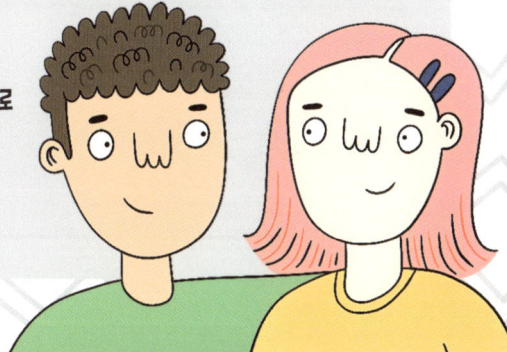

피해 상담

피해자를 위한 성폭력 상담 전문가들이 있어. 어린이와 청소년만을 위한 서비스도 있으니까 상담이 필요하다면 연락해 봐. 너에게 일어난 일을 털어놓는다는 게 쉬운 일이 아닐 수도 있어. 하지만 전문가 상담의 좋은 점은, 네가 느끼는 어려움을 이해하고 널 보호해 줄 사람들이라는 거야.

- 여성긴급전화 ☎ 1366
- 탁틴내일(아동·청소년성폭력 상담소) ☎ 02-3141-6191
- 해바라기센터(아동) ☎ 02-3274-1375

세 곳 모두 상담을 통해 법률 기관이나 지역 사회와 연계해서 너를 보호하고 문제를 해결할 수 있도록 도와줄 거야. 만약 직접 말로 설명하기 어렵다면 온라인 상담 신청도 가능해.

성폭력 의료 지원

성폭행으로 인해 진료나 치료가 필요하다면 의료 지원을 받을 수 있어. 훈련된 의사, 상담사가 네 말을 잘 들어 줄 거야. 또 네가 원한다면 여러 가지 검사도 해 줄 거니까 도움을 요청해 봐.

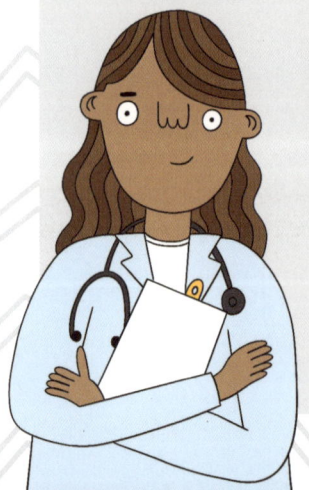

상담 서비스를 통해 연결된 병원에서 성폭력 의료 지원 서비스를 받을 수 있어. 만약 함께 살고 있는 가족 구성원으로부터 성폭력의 피해를 받았다면, 성폭력 피해자 보호 시설 쉼터에 거주할 수도 있어. 이 또한 상담을 통해 제공받을 수 있지.

경찰

네게 일어난 일이 범죄인지 아닌지 확실하지 않더라도 괜찮아. 경찰은 네 신고를 진지하게 받아들일 거야. 되도록 빨리 연락하는 것이 증거 수집과 수사에 도움이 돼.

· 긴급 신고 전화 ☎ 112

긴급한 상황이 아니라면, 지역 경찰서를 찾아가도 돼. 네 신고를 받고 출동한 경찰은 너를 보호하기 위해 가까운 해바라기센터(성범죄 피해자를 돕기 위한 곳이야.)로 데려다 줄 거야. 그리고 너에게 필요한 검사를 진행하고, 가해자를 처벌하기 위해 수사를 시작할 거야.

나만의 친구 찾기

네 경계가 무시당할 때, 네가 놀림을 받거나 괴롭힘을 당할 때, 너를 위해 나서 주는 사람이 있다면 모든 것이 달라질 수 있어. 그런 든든한 조력자가 나타난다면 넌 이렇게 말할 용기가 생길 거야. '이러지 마세요! 더 이상은 참지 않아요!' 가끔은 네가 누군가에게 그런 친구가 되어 주어야 할 때도 있겠지.

단 한 명의 친구가 네 세상을 바꿀 수 있어.

나이가 들어도 친구들의 응원은 필요할지 몰라. 혼자 있을 때에는 이런 응원의 목소리가 잘 들리지 않을 거야. 하지만 조용히 귀를 기울여 봐. 네 안에서 울려 퍼지는 익숙한 목소리를 들을 수 있을 테니까. '잠깐, 저 사람이 네게 그런 말할 자격은 없어!' 너도 그들이 옳다는 걸 알고 있어. 그리고 이것만으로도 넌 충분히 용기를 낼 수 있어. 또 시간이 지나면 혼자서도 당당하게 설 수 있는 자신감이 생길 거야.

물론 누구나 이런 든든한 친구를 옆에 두는 행운을 누릴 수는 없을 거야. 어렸을 때 네가 속할 또래 집단은 네 선택과는 상관없이 정해지는 경우가 많으니까. 그저 같은 반 아이들, 이웃에 사는 아이들이 네 친구가 되겠지. 그중에는 너를 놀리거나 괴롭히는 애들도 있을 수 있어.

네가 만약 그런 상황이라면 우리가 너의 친구가 되어 줄게. 네 마음속에서 너를 지지하고 목소리를 내는 그런 친구 말이야. 옳고 그름의 경계에 서서 어떻게 해야 할지 몰라 갈팡질팡할 때는 우리의 목소리를 들어 봐. 네가 너만의 친구를 찾을 때까지 우리가 뒤에서 응원할게. 네게 힘을 주고, 옳은 선택을 할 수 있도록 도와줄게.

아직 그런 친구를 못 만났다고 실망하지 마. 언젠가는 꼭 만날 거야. 서로를 격려해 주고, 아껴 주고, 사랑해 주는 그런 든든한 친구가 어디선가 널 기다리고 있을 테지. 그때까지 넌 네 본능과 직감을 믿고 당당히 걸어가. 네 몸을 사랑하고, 다른 사람의 몸도 존중해 줘. 그리고 네 마음속 작은 목소리에 귀 기울여 봐. '넌 할 수 있어!'

잊지 마. 우리가 옆에 있다는걸!

유미 & 멜리사

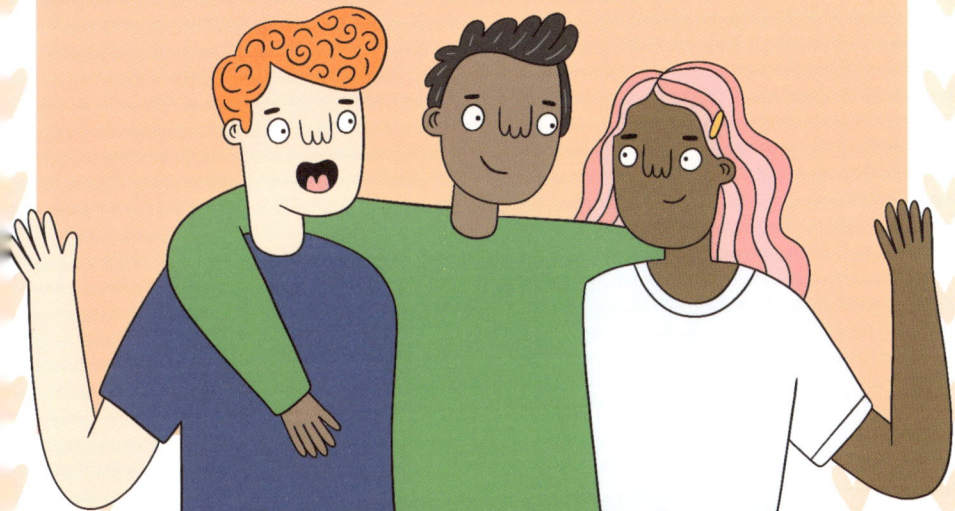

용어 설명

비밀 보장
관련된 모든 정보를 외부에 유출하지 않고 비공개를 유지하는 것.

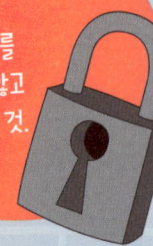

강요
협박 또는 무력을 사용해 어떤 사람에게 억지로 무언가를 하도록 요구하는 것.

동의
무언가를 함께 하기로 한 사람들 간의 합의. 또 누군가에게 어떤 물건이나 행위를 허락하는 것.

성폭력
상대방의 의사에 관계없이 성적 수치심을 느끼거나 불쾌한 감정을 갖게 하는 말이나 행동을 하는 것. 신체 접촉뿐만 아니라 외모에 대한 성적 평가, 음란한 사진이나 메시지를 보내는 행위, 자신의 신체 부위를 고의적으로 노출하는 행위 등이 있음.

젠더
생물학적 성별이 아닌 사회적으로 구분짓는 성별

자위
성적 흥분과 즐거움을 위해 자신의 성기를 자극하는 것. 즐거움을 찾거나, 성욕을 완화하거나, 자신의 몸을 탐구하기 위해 할 수 있음.

호르몬
내분비선에서 나와 특정 세포나 조직에 작용하여 몸의 생리 작용을 조절하는 화학 물질. 밝혀진 종류만 약 100여 종이며, 혈류를 타고 움직이면서, 각각의 신체 조직에 특수한 지시 사항을 전달하는 역할을 함.

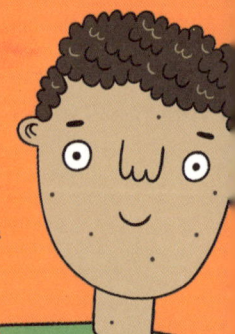

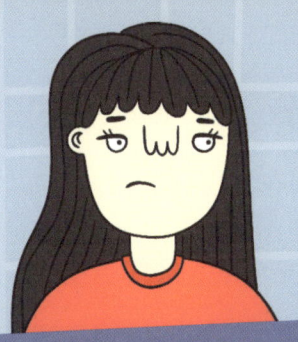

사춘기

일반적으로 9세에서 16세 사이에 시작되어 수년 동안 지속되는 몸과 뇌의 급격한 변화를 겪는 시기. 몸집이 커지고, 성기가 발달함. 뇌의 변화로 문제 해결 및 의사 결정 능력이 향상됨. 정서적으로 성적 충동을 느끼고 애정 관계에 대한 관심이 높아짐.

포르노

포르노그래피의 줄임말. 인간의 성적 행위를 묘사하여 성적 흥분을 유발하도록 만들어진 사진, 영상, 글, 음성 파일 등의 자료를 말함.

섹스

염색체를 기반으로 한 생물학적 성별. 또는 키스, 성적 접촉, 자위, 삽입 섹스 등을 포함하는 인간의 성적 행위

권력

어떤 사람의 사회적 지위나 직업 등으로 인해 생겨난, 다른 사람이나 어떤 일에 영향을 끼칠 수 있는 힘이나 권위

디지털 성범죄

카메라 등을 이용해 상대의 동의 없이 신체를 촬영하여 유포하겠다 협박하거나 저장, 전시하는 행위. SNS와 같은 사이버 공간에서 벌어지는 성적 괴롭힘.

긴급 상황 시 나를 도와줄 모든 것

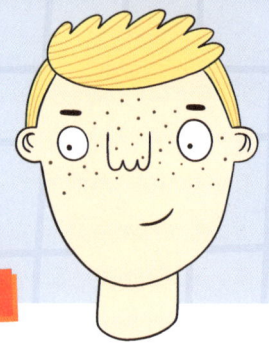

도움이 필요한 청소년이라면…

학교폭력: 학교폭력 신고센터
- **전화 상담** ☎ 117
- **문자 신고** 💬 #0117
- **온라인 상담** 🌐 http://www.safe182.go.kr

성범죄: 서울해바라기센터(아동)
- **전화 상담** ☎ 02-3274-1375
- **온라인 상담** 🌐 http://www.child1375.or.kr
- **카카오 채널** 서울해바라기센터(아동)

성 고민 : 아하!서울시립청소년성문화센터
- **온라인 상담** 🌐 https://www.ahacenter.kr/
- **카카오 채널** 아하!상담실

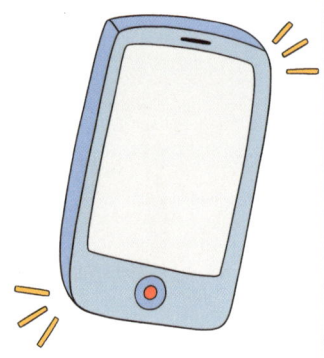

우울한 감정이 지속된다면…

- **자살예방상담전화** ☎ 1393

청소년사이버상담센터
- **전화 상담** ☎ 1388

디지털 성범죄 피해자라면…

범죄 피해 사실과 피해 촬영물에 대한 삭제를 지원받을 수 있어. 지원 기관에 연계해서 수사나 법률 지원도 가능해.

· **디지털성범죄피해자지원센터** ☎ 02-735-8994
· **여성긴급전화** ☎ 1366
· **십대 여성인권센터** ☎ 010-3232-1318

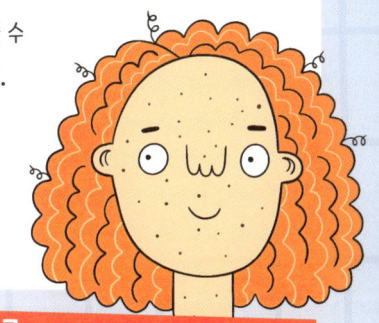

청각 혹은 언어 장애를 가진 사람이라면…

네가 당사자라면 학대나 위기에 처했을 때 네가 어디에 있든 문자나 전화로 신고할 수 있어. 네가 이곳에 문자를 보내면 네 주변에 있는 관할 지역장애인인권옹호기관으로 연결되어 널 도와줄 거야.

· **장애권익옹호기관** ☎ 1644-8295

청소년보호법

청소년보호법에서는 19세 미만의 사람을 청소년으로 규정하고 청소년을 위해 그들에게 해가 되는 매체나 약물이 유통되는 것을 막고 있어. 너에게 위해를 가하는 어른들을 처벌할 수 있는 법이지. 청소년을 보호함으로써 건전한 인격체로 성장할 수 있도록 말이야.

아동복지법

아동복지법에서 아동은 18세가 되지 않는 사람을 말해. 국가는 아동의 건강과 행복을 책임질 의무가 있기에, 아동을 보호하기 위해 필요한 법적 조치를 취할 수 있어.

이 책을 읽은 너에게

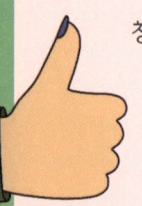

청소년을 대상으로 성 상담을 하다 보면, 많은 친구들이 이런 질문을 해요. "좋아하는 사람이 스킨십을 원할 때 거절해도 될까요? 그 사람이 절 싫어하게 되면 어떡해요.", "사귀는 사람과의 스킨십이 부담스러워요." 그때마다 이렇게 대답합니다. "거절해도 괜찮아요. 거절로 인해 분위기를 망치거나 사이가 틀어진다면 그 관계는 지속하지 않는 게 나아요."

최근 우리나라에서도 '동의'에 관해 이런저런 이야기를 하기 시작했어요. 하지만 아쉽게도 동의를 스킨십을 승낙할 때 주고받는 것으로만 한정해서 생각하곤 해요. 친구에게 티셔츠를 빌리거나 게임을 함께하는 흔한 일상에서, 혹은 사귀는 사이에서, 부모님이나 학교 선생님과의 관계에서, 온라인 속 낯선 사람과의 관계에서 늘 맞닥뜨리는 개념인데 말이에요.

이 책에서는 이런 '동의'의 과정을 아주 간단하고 명확하게 알려 줍니다. 바로 대화하기(질문하기 → 듣기 → 관찰하기)예요. 동의를 주고받기 위해서는 이 대화가 기본이지요. 누군가가 질문을 하면, 이에 대한 적극적인 답변을 확인하는 동시에 눈빛이나 목소리, 손동작 등의 반응을 잘 관찰해야 합니다. 아주 쉬워 보인다고요? 하지만 이 간단한 과정이 현실에서 잘 이뤄지지 않고 있어서 많은 문제가 생겨요.

말로는 동의를 하더라도 실제로는 진정한 동의가 아닌 경우도 있어요. 나보다 나이가 많거나, 덩치가 아주 크거나, 잘 보이고 싶은 사람이 무언가에

대해 동의하냐고 묻는다면, 편안하게 거절하기가 쉽지 않지요. 이처럼 평등하지 않은 관계에서의 '동의'는 진정한 동의가 아닐 거예요. 또 평소에 자신의 감정이나 경계에 대해 깊이 생각하지 않으면, 막상 동의를 주고받는 순간에 당황해서 상대방의 의견을 따르는 경우가 생기기도 합니다. '내 몸의 주인은 나'인데도 불구하고요.

    자신의 감정과 경계에 대해 구체적으로 생각해 보는 연습이 중요해요. 다행히 이 책에는 이러한 동의에 관한 다양한 과정과 내용이 충분히 담겨 있답니다. 특히 '연애와 스킨십(134쪽)', '온라인 속 다양한 사람들과 친해지기(91쪽, 187쪽)'는 꼼꼼히 읽어 보고, '만약 내가 동의를 구하는 사람이라면?', '내가 동의에 대해 답하는 사람이라면?' 하고 머릿속으로 상상하며 연습해 보세요. 누군가와 깊은 관계를 맺는 것은 즐거움을 주기도 하지만, 때로는 삶의 큰 불행으로 남을 수도 있거든요.

    동의를 주고받는 건 정말 멋진 일이에요. 스스로에 대해 잘 알고 있고, 또 상대방과도 잘 통한다는 뜻이니까요. 처음부터 완벽하게 딱 맞는 관계를 찾는 건 어려워요. 동의의 과정도 마찬가지예요. 계속 연습하다 보면 질문도, 듣기도, 관찰도 거기에 대답까지 꽤 잘하는 멋진 사람이 되어 있을 거예요.

    어린이, 청소년 여러분들을 응원합니다!

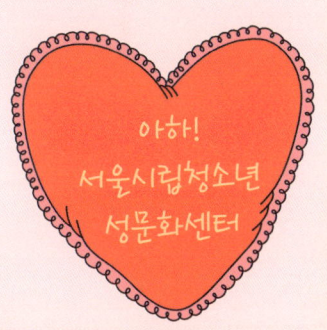

아하!
서울시립청소년
성문화센터

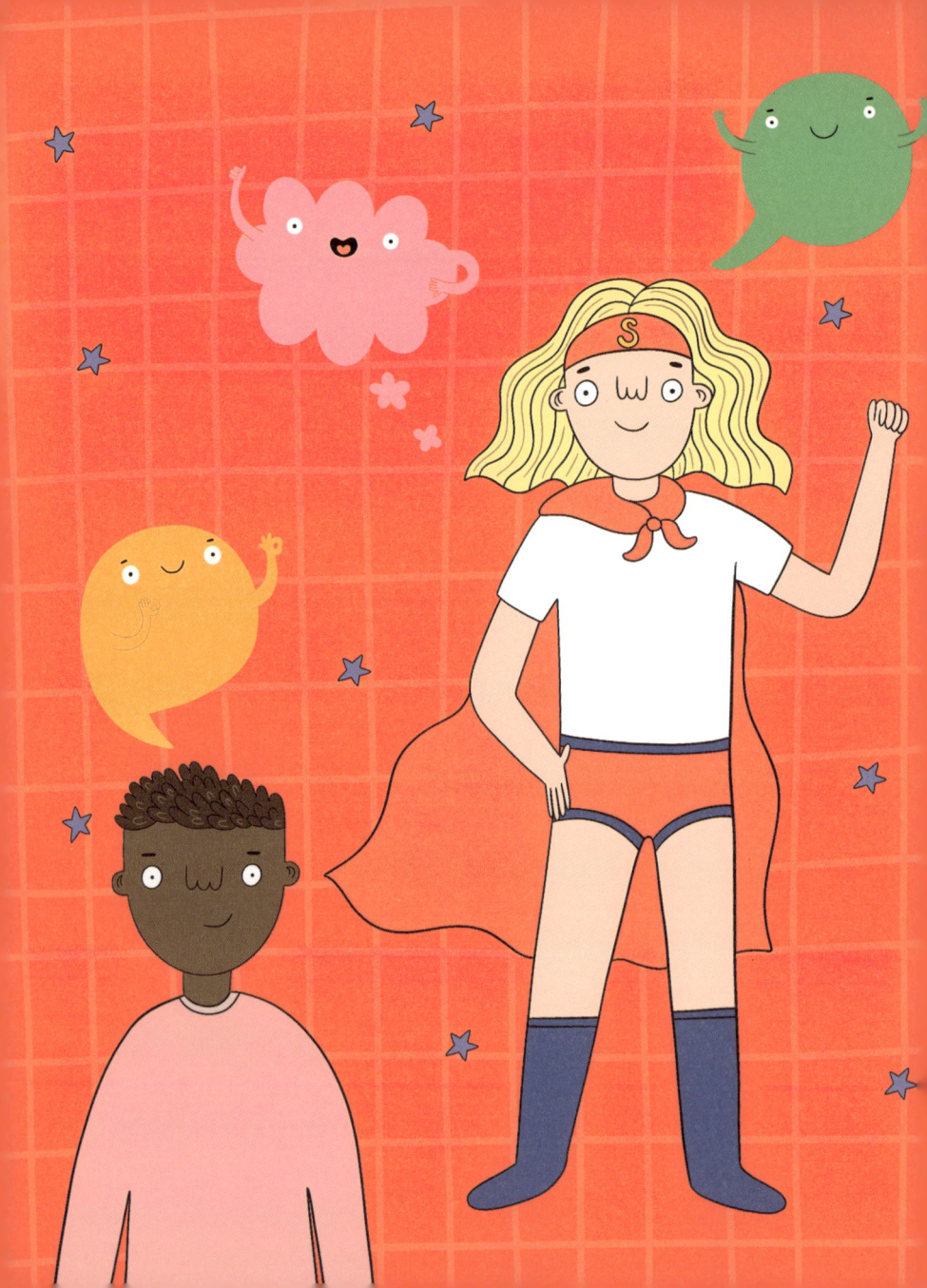

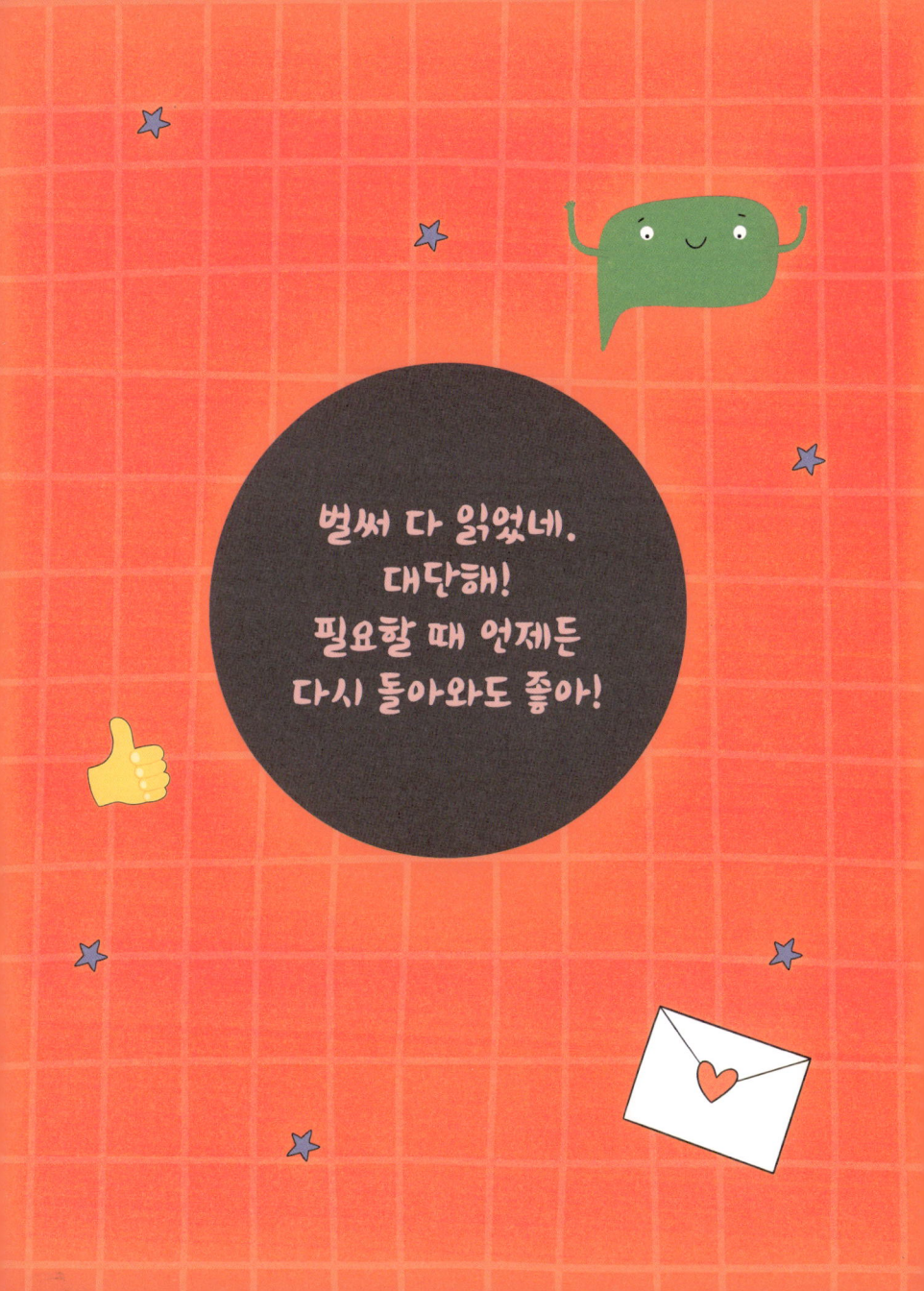

동의가 서툰 너에게

초판 1쇄 발행 2021년 7월 13일
초판 4쇄 발행 2024년 10월 2일

글쓴이 유미 스타인스, 멜리사 캉
그린이 제니 래섬
옮긴이 이정희
해 설 아하!서울시립청소년성문화센터

펴낸이 김선식
펴낸곳 다산북스

부사장 김은영
어린이사업부총괄이사 이유남
책임편집 강푸른 **디자인** 김은지 **책임마케터** 송지은
어린이콘텐츠사업3팀장 한유경 **어린이콘텐츠사업3팀** 남희정 고지숙 이효진 전지애
마케팅본부장 권장규 **마케팅3팀** 최민용 안호성 박상준 김희연 송지은
제휴홍보팀 류승은 문윤정 이예주 **편집관리팀** 조세현 김호주 백설희 **저작권팀** 이슬 윤제희
재무관리팀 하미선 김재경 임혜정 이슬기 김주영 오지수
인사총무팀 강미숙 지석배 김혜진 황종원
제작관리팀 이소현 김소영 김진경 최완규 이지우 박예찬
물류관리팀 김형기 김선민 주정훈 김선진 한유현 전태연 양문현 이민운

출판등록 2005년 12월 23일 제313-2005-00277호
주소 경기도 파주시 회동길 490
전화 02-704-1724 **팩스** 02-703-2219
다산어린이 카페 cafe.naver.com/dasankids **다산어린이 블로그** blog.naver.com/stdasan
종이 한솔PNS **인쇄 및 제본** 한영문화사 **후가공** 평창피앤지

ISBN 979-11-306-3845-4 74510
    979-11-306-3844-7 74510(세트)

• 책값은 뒤표지에 있습니다.
• 파본은 본사 또는 구입한 서점에서 교환해 드립니다.
• KC마크는 이 제품이 공통안전기준에 적합하였음을 의미합니다.
• 아이들이 책을 입에 대거나 모서리에 다치지 않게 주의하세요.
• 이 책은 저작권법에 의하여 보호를 받는 저작물이므로 무단 전재와 복제를 금합니다.

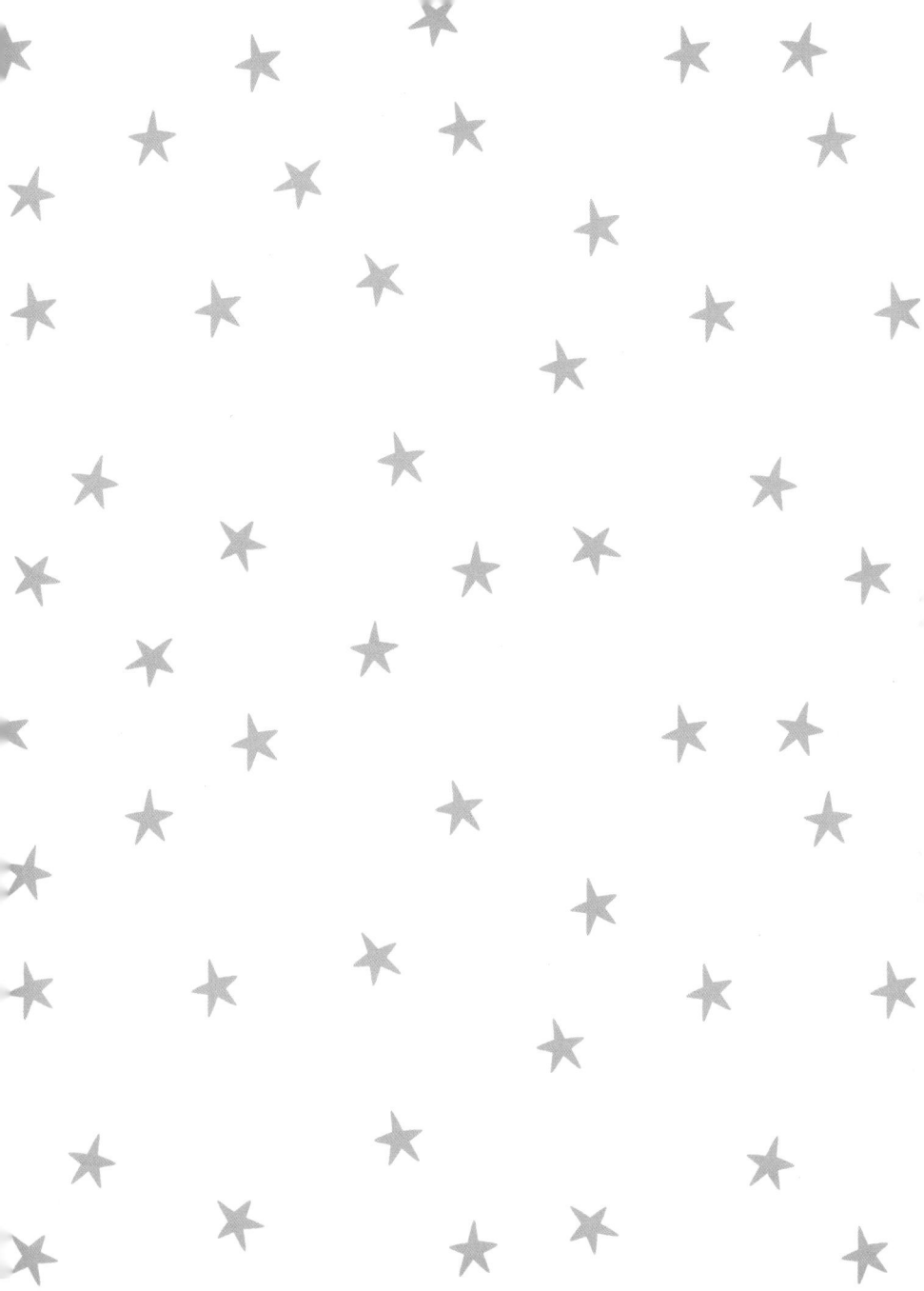

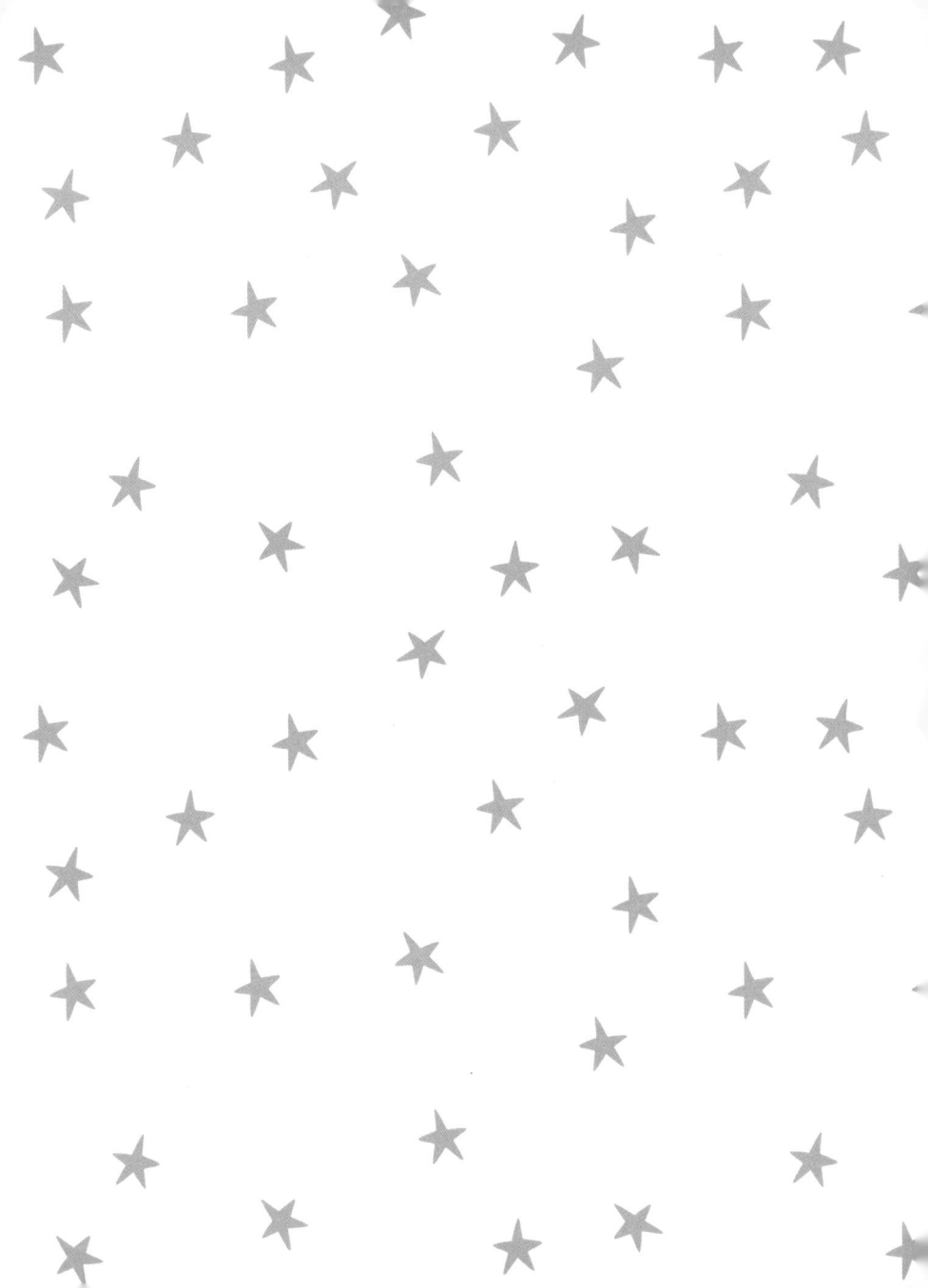

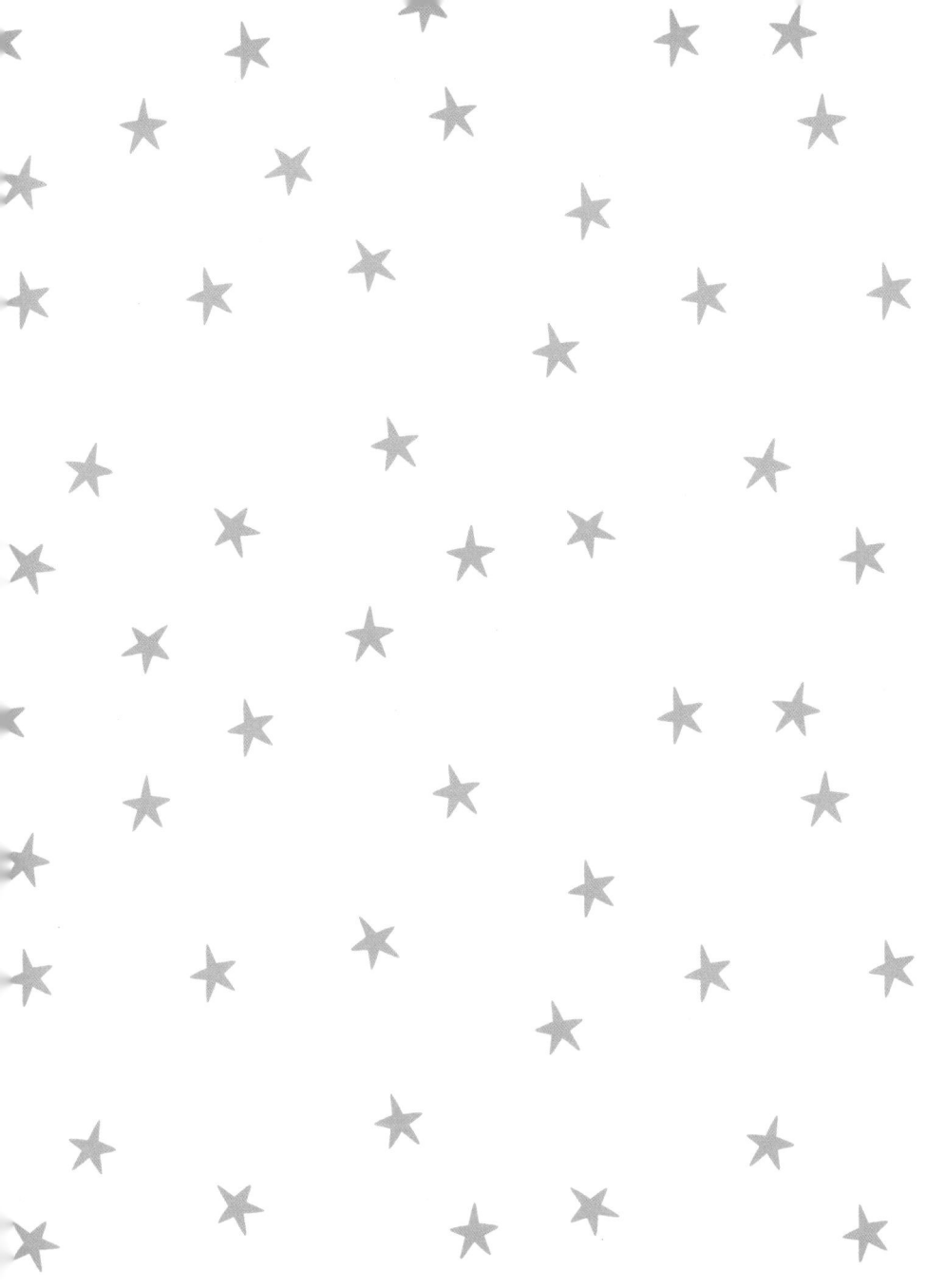

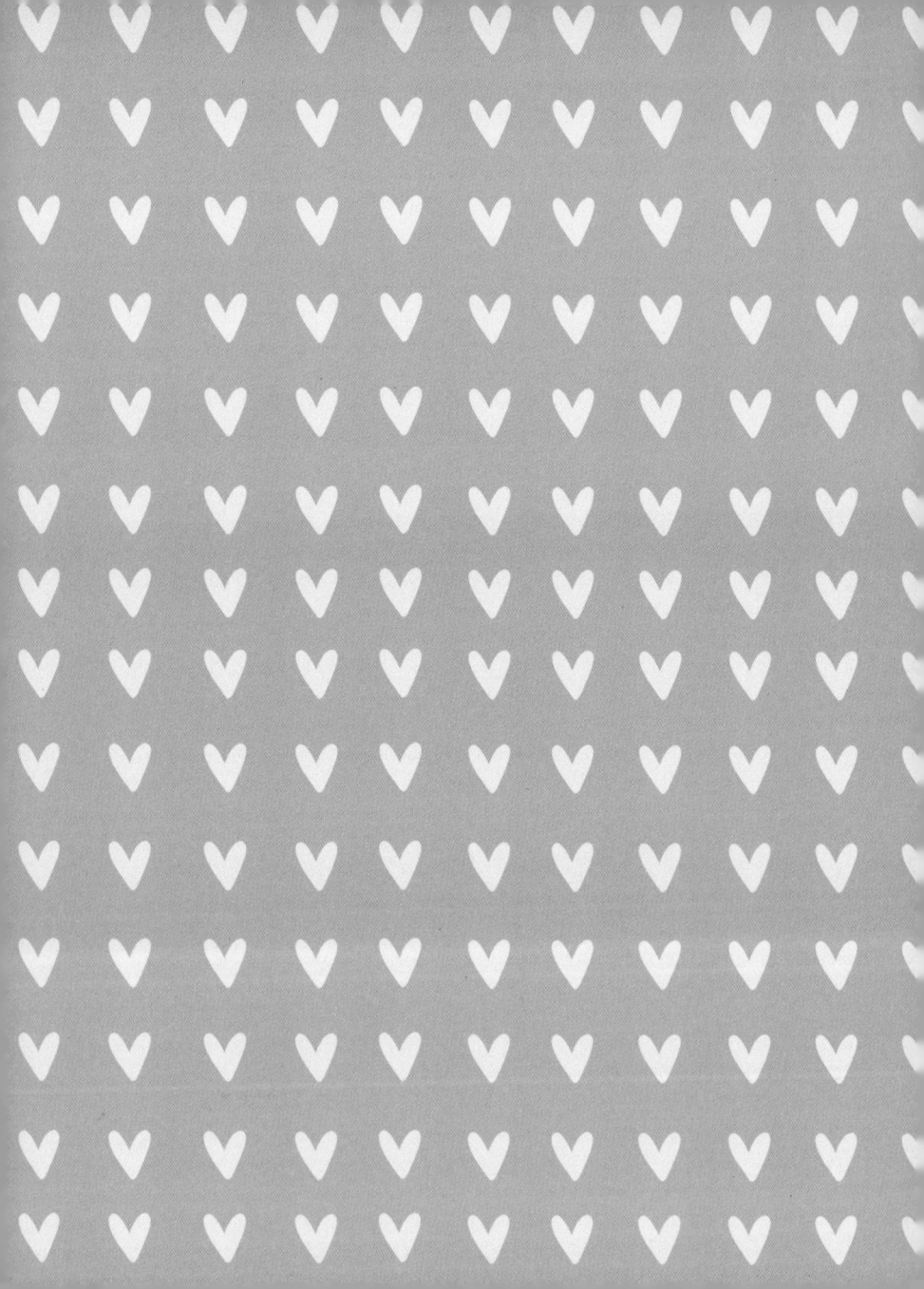